不该只有医生知道
必须说的糖尿病

主　编　田建卿　张新菊

人民卫生出版社

图书在版编目（CIP）数据

不该只有医生知道：必须说的糖尿病 / 田建卿，张
新菊主编. —— 北京：人民卫生出版社，2017

ISBN 978-7-117-24452-7

Ⅰ.①不⋯　Ⅱ.①田⋯　②张⋯　Ⅲ.①糖尿病－防治
Ⅳ.①R587.1

中国版本图书馆 CIP 数据核字（2017）第 153237 号

人卫智网　**www.ipmph.com**	医学教育、学术、考试、健康， 购书智慧智能综合服务平台	
人卫官网　**www.pmph.com**	人卫官方资讯发布平台	

不该只有医生知道：必须说的糖尿病

主　　编：田建卿　张新菊
出版发行：人民卫生出版社（中继线 010-59780011）
地　　址：北京市朝阳区潘家园南里 19 号
邮　　编：100021
E - mail：pmph @ pmph.com
购书热线：010-59787592　010-59787584　010-65264830
印　　刷：北京铭成印刷有限公司
经　　销：新华书店
开　　本：889×1194　1/32　　印张：11.5
字　　数：184 千字
版　　次：2017 年 8 月第 1 版　2017 年 8 月第 1 版第 1 次印刷
标准书号：ISBN 978-7-117-24452-7/R·24453
定　　价：38.00 元

　打击盗版举报电话：010-59787491　E-mail：WQ @ pmph.com
　（凡属印装质量问题请与本社市场营销中心联系退换）

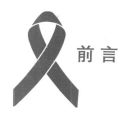 前言

　　先问大家一个很简单的小问题，请毫不犹豫地给出您的答案。"您现在够健康？够幸福吗？"相信很多读者朋友都会犹豫、需要考虑。那么，我们的健康和幸福去哪儿了呢？让你说对了，偷走我们健康和幸福的就是病患。

　　今天，我们进入了"盛糖"时代！您或许认为是我不小心写错了字，应该是唐代的"唐"。不，我没有写错，就是这个糖尿病的"糖"。如今咱们国家13亿人口，超1亿人都有糖尿病，糖尿病已经进入了寻常百姓家，谁要是说不知道糖尿病、没见过糖尿病，那可真是太"out"了。全世界每5秒钟就产生1个糖尿病患者，每10秒钟就会有1人因为糖尿病而死亡，每30秒钟就会有1人因为糖尿病

而截肢。您一定觉得这骇人听闻，但不幸的是，这就是正在发生的真实的数字。

糖尿病之所以大行其道、伤人无数，主要是因为我们对它了解的太少，认识的不深。每每在门诊告诉患者"您得了糖尿病"，患者往往是一脸茫然、满是疑惑，全然不知自己为什么就这么不幸地受到了糖尿病的青睐，甚至有些患者掩耳盗铃，就是不承认自己有糖尿病的事实。很多患者，对于糖尿病那是"宽宏大量"，不管不顾，或是心存侥幸，殊不知和糖尿病这个"坏蛋"为伍，友谊的小船早晚必然会翻。更多的患者，在糖尿病面前有心却无力，因为对糖尿病一知半解、误解误判，不知道该如何正确地和糖尿病战斗，甚至还会步入迷途，最终害己不浅，连累家人。

这二十年来，结实糖尿病病友无数。在和糖尿病每天相伴的日子里，有些病友的生活一样很健康、很幸福；有些病友的生活却被糖尿病"糟践"得一塌糊涂。俗话说，"知己知彼则百战不殆"，因此有"糖"的日子能否依旧潇洒和精彩，就要看您对糖尿病的认识和了解有多深。通过本书的编写，我能够一吐为快，可以把积攒了二十年的关于糖尿病的压箱底干货拿出来与大家分享，大家就可以知道原来只有医生知道的那些"糖事"，更希望大家能够接过这根健康接力棒，继续传递知识，以使更多的人从中受益，保卫我们大家的健康和幸福。

知识就是力量，知识改变命运，拿起这本书吧，读一读不该只有医生知道的健康知识，用知识武装自己，做自己的健康顾问。健康的生活哪里来？要靠我们自己来创造！

田建卿

2017 年 7 月 1 日

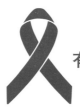 # 有糖尿病的日子一样精彩

今天，糖尿病对我们每个人来说不再是个陌生的话题。我国的糖尿病患者以每天至少3000人的速度增加，目前人数已超过1亿人。

糖尿病大体说来有"五性"。

永久性 糖尿病目前尚无彻底根治的治疗方法，一旦拥有，终身相伴。

复杂性 糖尿病不仅仅是血糖高一点，若不好好控制血糖，随之而来的糖尿病并发症很多，全身任何一个部位都可受到影响。

麻烦性 糖尿病和其他疾病的治疗不同，仅靠吃药是无济于事的，必须还要改变一个人多年来养成的生活习惯，要"管好嘴，迈开腿"。

反复性 血糖时刻变化，易波动，而造成波动的因素又很多，有时会令患者感到防不

胜防。

恼人性　糖尿病患者每天只要一拿起筷子,"糖尿病"这三个大字就一定会在脑海里出现,哪一天都不会把它忘记。

初患糖尿病的四种心态:自酿苦果

小王刚参加工作没多久,就被诊断患有糖尿病,一想到以后要"吃一辈子病号饭""天天要吃药,甚至还要打针",自己的事业、生活才刚刚开始,就遇到了这种"倒霉事",自己真是一个"倒霉蛋"。从此好日子是一去不复返了,感到自己的未来就是梦,怨天尤人,认为"苍天不公",认为都是父母基因不好,对生活失去了信心,情绪低落。血糖控制得一塌糊涂,为"糖"所困,日益憔悴。

张女士,确诊糖尿病以后,一直不能接受这一事实,害怕面对现实,自欺欺人,怀疑化验结果和医生的诊断,认为"家里人都没有糖尿病,我怎么会得糖尿病呢?"认为自己身体一直很好,无非就是血糖高一点,又没有其他任何不舒服的感觉,应无大碍,抱着满不在乎，无所谓的态度，不接受治疗，不改变饮食习惯，3个月后出现昏迷，家人送到医院诊断为糖尿病酮症酸中毒，险些丢了性命。

李先生是单位里的中流砥柱，事业正处在蒸蒸日上之时，被确诊为糖尿病，不愿意让朋友、同事知道自己是个有病之人，担心别人，特别是公司老总得知自己生病后会影响日后的"前程"，因此隐瞒了病情。一次单位聚会，李先生碍于面子，频频举杯之后，晕倒在酒桌上，同事慌忙将其送往医院，诊断糖尿病低血糖昏迷。

陈大妈刚刚退休在家，准备来个"幸福夕阳红"，当扣上糖尿病的"帽子"后很紧张，心情是既沉重又恐惧，感觉自己就是个病人，各方面都非常重视，任何事情都以糖尿病为中心，糖尿病成了自己生活的重头戏，以前的朋友也不来往了，四处寻访名医，以期讨到"灵丹妙药、祖传秘方"，饮食上更是"严格"控制，花了许多冤枉钱不说，人越来越没有力气，后来被医生诊断为营养不良。

正确心态：既来之，则安之

幸福生活的钥匙永远都掌握在自己的手中，幸不幸福完全由自己来决定。糖尿病会如何对待它的"主人"，这完全要看"主人"对它的态度，你不正确对待，它就会肆无忌惮，让你痛苦；你若认真对待，它就会老老实实，不敢乱来。所以我们要学会做糖尿病的"主人"。

糖尿病病友就应该有点"霸气"，就要有点"我是糖尿病病人我怕谁"的想法。既然糖尿病已经进入了你的生活，而且这也是无法改变的事实，为何还要自欺欺人、不敢面对、怨天尤人；既然已经开始了和糖尿病"与狼共舞"的生活，为何不能正视疾病、坦然面对、不畏困难、树立战胜疾病的信心。

糖尿病病友就应该接纳自己，面对现实。"既来之，则安之"。积极配合医生，积极开展饮食、运动及药物治疗，坚持正规治疗，不要道听途说，胡乱"试"药及乱用偏方秘方而花冤枉钱，甚至干扰治疗；让亲朋好友知道你患了糖尿病，这样你会得到更多的关怀和帮助，督促你控制饮食、按时用药，定期检测血糖，并在你出现低血糖反应时能得到及时救治；告诉你的同事或老板，在工作上会得到适当的安排和必要的照顾。

换个角度看问题：有糖尿病的日子一样多姿多彩。

糖尿病其实并没有大家想象的那么可怕，只要你了解、认识它，就会觉得它其实并不可怕，完全可以被我们控制。糖尿病病友在与糖尿病"共同生活"的日子里，完全可以与糖尿病"和平共处"。糖尿病目前虽不能根治，但却可防可治，只要合理控制饮食、适当运动、科学用药、调整好个人状态，糖尿病病友完全可以很好地降住"糖魔"，稳定病情，让糖尿病并发症来得更晚些，甚至可以不来，完全能像健康人一样生活、工作、学习，既不会影响生活质量，也不会影响寿命。

生活对每个人都是公平的，我们度过的每一天，做的每件事，都有好又有坏，有喜也有忧，没有哪一天、没有哪件事，全都是好与喜，或者全都是坏与忧。"塞翁失马，焉知非福"，这主要在于我们如何去看待它。生活中各种不好的事往往是不可避免的，唯有调整自己，保持乐观的心态，才能过得开心，活得有滋有味。

作曲家罗德里格斯说过："生活中的一切都是礼物，它是一个提示，一个机会。自己可以在另外一堵墙上开几扇新的窗户。"

因为糖尿病，你的生活会因此发生很大的变化，这样虽然生活中少了一些东西，但同时又会多了一些原来所没有的东西；会少了一些原有乐趣，但又会增加一些新的兴趣和爱好，同时还会结识新的好朋友；糖尿病使我们更加认识到健康的真谛，拉进了我们和健康的距离。这样想来，新的生活又未尝不会变得更加精彩。

相信有糖尿病的日子一样多姿多彩。

1

糖尿病，是个什么鬼

糖尿病，驾到前总会先敲敲门

2

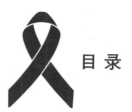

目录

3

糖尿病，防治要有道

13

4

糖尿病，多管齐下把控好

5

糖尿病，甜到忧伤

糖尿病，面面俱到

6

1

糖尿病，是个什么鬼

说起糖尿病，大家的感觉可能是"这个我听多了、见多了"，也许您本人或是家人就是糖尿病的"体验者、持有者"，认为对糖尿病还是很熟悉、不陌生的；但是细细琢磨，一定又有相当多的不明白、为什么。

为什么那么多人得糖尿病？为什么有些人得，而有些人却不得？糖尿病到底是什么鬼，背后都有哪些猫腻？

为啥那么多人得糖尿病，说说拔河你就懂了

一说到糖尿病，很多人都不免要问一个问题，"为啥那么多人得糖尿病？"这个问题问得特别好，咱先不急着回答，把这个问题暂且放一放，先来回想回想拔河的场景。

拔河，势均力敌，才会有悬念

拔河，从上小学就开始有的活动，可谓是无人不知、无人不晓的一项比赛。

大家都有过拔河的经历吧，如果没有拔过河，总归看过别人拔吧。每场比赛需要两班人马，这两班人马可都是各自团队仔细选拔出来精兵强将，而且最重要的是需要人数相当，这样双方才能势均力敌。如果都竭尽全力，结果

很有可能僵持不下，打个平手。但如果比赛双方不是公平竞争，一方四五人，而对方只有一人，那我想这个比赛结果不会有太大的悬念，因为人多总归是力量大，人多的一方应该是轻松迎战，胜券在握。

说完了拔河，咱们再来认识一下咱们的身体。

血糖，升糖降糖，双方的博弈

我们身体调节血糖的过程其实通俗说就是拔河的过程。这两对人马分别是升血糖队和降血糖队。两个队的输赢就决定着血糖的高高低低。下面我们就来看看这两个队的阵容。

在糖尿病的治疗里有个行话是这么说的，"高血糖的伤害以年计算，低血糖的伤害以分钟计算。"简单点说，就是血糖低了或是低血糖是要死人的。于是乎，身体多年来就秉着"好死不如赖活着"的最高原则，形成了最大限度地避免低血糖发生的格局，通常情况下身体的血糖处于平衡状态，但在特殊情况下，身体对血糖下达的最高指令就是"宁高勿低"，不能因为低血糖把性命丢了。

因此，身体为了尽量不发生低血糖，会让体内的降血糖队不占优势，甚至处于劣势，也就是说在血糖这场"拔河比赛"的两个队伍中，身体是"偏心眼、不公平"的。升血糖的那一对人马力量壮大、人数众多，其中主要队员有糖皮质激素、生长激素、胰高血糖素、肾上腺素等，可谓是兵强马壮；而降血糖的那对人马则是力量单薄，队员只有一位，就是胰岛素，可谓是一人挑重担，压力山大。

所以，说到这，各位读者知道为什么那么多人得糖尿病了吧。如果身体出现各种不适或者疾病，胰岛素这唯一一个降血糖队"队员"，若是碰上耍情绪、撂挑子、消极怠工什么的，或是受点伤、生个病，不好好干活或是不干活了，也没个"替补队员"救场子，那对方升血糖队的人马就更容易占了上风，升高血糖，糖尿病于是就来了。

健康，吃动平衡，远离糖尿病

平时我们要保护好自己的身体，特别是要保护好体内这位唯一的一名降血糖队员——胰岛素。遗传因素，父母没和咱们商量直接就传给了咱们，这个暂时不能改变，但我们能做的还有很多很多，吃动平衡、预防肥胖、科学防病，这些后面都会有很好的讲解，就不在这儿啰嗦了。

祝大家身体健康，保护好自己的胰岛素"队员"，远离糖尿病！

糖尿病万事俱备，还需东风，说说手枪你就懂了

前面说到咱们的身体有点"偏心眼"，升血糖和降血糖的两支"代表队"势不均，你会不会感觉这样"不公平"的安排，比赛的输赢似乎已成定局。

但是，现实生活中糖尿病并不是人人都得，也只是十里挑一，在十个人里入选一个。既然身体存在"缺陷"，那为啥有人得糖尿病，而有些人却又不得糖尿病呢？这个问题也是特别好的一个问题。咱们还是先不急着回答，把这个问题暂且放一放，先来说说手枪。

手枪，子弹发射，还需扣动扳机

手枪，男孩子儿时最爱玩的道具，在打鬼子、打坏蛋

的大片里也见了不少。"枪杆子里出政权"，要想有话语权，要想赢得战争，首先要有枪。枪弹不管是向敌人要，还是自己造，有枪是硬道理。但是，大家要特别注意的一点是：枪弹在手，还要持枪人的最后发力，只有扣动扳机，才能击发出子弹。啰嗦了半天，这和糖尿病有啥关系？

节俭，时代变迁，好心反倒办坏事

咱们的祖先，日子过得那是相当的艰苦，那时的他们饥一顿、饱一顿，可不像咱们现在这样衣食无忧。

人是铁、饭是钢，食物是生存的重要物资，祖辈们为了能在缺少食物的环境中生存下来，身体内部慢慢地发生了变化，逐渐形成了一种"节俭基因"。食物充足的时候就尽量多吃点，在"节俭基因"的作用下，身体把过量的食物以能量的方式储存在体内，已备饥荒时使用。在艰苦的岁月里，"节俭基因"可是为人类的繁衍立下了汗马功劳。

随着社会的迅速发展，物质极大地丰富，今天的人们不再发愁没食物，而是发愁如何把吃进去的食物消耗殆尽，在这种情况下"节俭基因"就是好心办坏事了，把每天吃进去的充足食物都以能量的形式储备起来，这只进不出，仓库里的储备越来越多，身体的负担也就越来越重，等到某一天最后一根稻草的出现，糖尿病就来到了。

遗传，与生俱来，好比手枪子弹

"身体发肤，受之父母"。祖辈的基因一代一代地传递，自然界有它自己的法则，传递的基因，父母无权利挑肥拣瘦，传哪个不传哪个，都是随机分配，好的坏的都可能进入下一代，这就是遗传的力量。如果父母这辈人患有糖尿病，这个"节俭基因"传给后代的几率就大许多。具有了这种"节俭基因"，或称为"糖尿病基因"的后代，就好比已经有了手枪和子弹，只要扳机一扣，就能击发出糖尿病这颗子弹。

环境，后天养成，发力扣动扳机

这里说的环境内涵很广，不单单指咱们的居住环境，还包括生活习惯、后天养成等。遗传通过一己之力无法改变，但是后者的主动权完全掌握在自己手上，因此不要找借口，养成良好的生活习惯，完全可以做得到。

前面说了"节俭基因"办事很轴，不管身体需不需，它只管把食物变成能量存起来。因此，如果咱们的习惯养成顺从了"节俭基因"，比如饮食不节制、酗酒很随意、运动不经常等，都会使"节俭基因"充分发挥出它的"工作能力"，这样我们的不良习惯和养成就成了发力扣动扳机的那个力量。

如果我们采取健康的生活方式，合理膳食、戒烟限酒、适量运动，就能约束或是限制"节俭基因"的"工作"，让它没有力量去扣动扳机，糖尿病这颗子弹也就不能被击发出来。

里应外不合，阻断糖尿病

苦口婆心了这么大段文字，其实就是要告诉大家一个简单的道理，糖尿病的发生必须要里应外合，如果里应外不和，也就是说即便我们身体里可能具备父母的糖尿病易患基因，但是只要我们外部不配合，养成好的、健康的生活习惯，不给糖尿病送去这个"东风"，不去扣动手枪的扳机，一样可以阻断糖尿病的发生，让糖尿病来不了。

尿糖退位，血糖登场

糖尿病，它给人们留下的第一印象就是"体重快速下降和频繁小便"，随后又发现"糖尿病患者的尿液存在甜味"，尿液里有糖，糖尿病的名字由此而来。但是今天的糖尿病却很少以尿糖作为评判糖尿病的标尺，这是为什么呢？让我们从血糖说起。

血糖，人体汽油

血糖，顾名思义就是血液里的葡萄糖。血糖这个东西有两个关键点，一要在血液里，二要是葡萄糖，所以不在血液里的糖不能称为血糖；血液里的其他糖类，只要不是葡萄糖，也不是血糖。只有当这些糖通过身体器官加工转变为葡萄糖进入血液以后，才能称为血糖。

汽车要想开动必须要有汽油，血糖就如同人体的汽油，身体看得见的运动，比如胳膊腿的活动，还有看不见的运动，比如脑袋的想问题、五脏六腑的活动等，都需要依靠血糖提供能量。血糖就是身体里不可缺少的能量来源，葡萄糖通过血液的流动，将能量运输到身体的每一个角落，身体内的"每家每户"才不会饿肚子，一派和谐景象。

血糖，三条来路

血糖的来路主要有三条：

第一条来路是主食，医学上将其称为碳水化合物，主食通过身体这个"大型加工厂"转变为葡萄糖，进入血液，成为血糖，尤其是餐后血糖。因此糖尿病患者餐后血糖控制不好，首先要从饮食上寻找原因，其次才是进行治疗方案的调整。

第二条来路是食物中的蛋白质、脂肪，它们也可以转变为葡萄糖进入血液，形成血糖。因此糖尿病患者即便控制了主食，如果不控制肉类、脂肪的摄入，血糖一样会控制不好。

第三条来路是肝脏，肝脏贮存了很多被称为肝糖原的"糖类物资"，在人类不吃饭、空肚子的时候，为了给身体持续供给血糖能量，肝糖原会变成葡萄糖进入血液，形成血糖，尤其是空腹血糖。因此肝脏在血糖的问题上扮演着很重要的角色，肝脏有病变的患者往往容易引发血糖的问题。

血糖，四条去路

血糖的去路主要有四条：

第一条去路是为身体内部的"每家每户"供给能量，这是血糖的主要去路，低血糖时失去了能量供应，特别是脑袋没有能量供应时会出现昏迷，甚至死亡，因此低血糖也是我们防治的重点。

第二条去路是用不完的血糖能量变成肝糖原或其他形式，在肝脏等处储存起来，以备后用。

第三条去路是用不完的血糖能量变成脂肪储存起来，简单地说就是让人长胖，因此平时尽可能让血糖刚好够身体使用完毕，避免过多的血糖变成脂肪。

第四条去路是血糖根据身体的需要变成其他的糖。

血糖，高低均衡

世间万物都讲究中庸之道、平衡之美。身体内的血糖也是如此，前面我们说过两个代表队，一个是升血糖队，一个是降血糖队，这两支队伍相互制约着对方，使血糖来去平衡，保持了血糖的稳定。

由于降血糖队伍力量有些弱，所以身体很少出现低血糖，低血糖的出现常常是我们人为增加降血糖力量导致，如使用胰岛素剂量过大、口服降糖药物剂量过大等。如果降血糖队的唯一队员开了小差，身体就容易出现血糖增高，于是尿糖就登场了。

尿糖，开闸泄洪

尿液里的葡萄糖称为尿糖。尿液由肾脏产生，而肾脏是人体重要的排泄门户。我们可以把肾脏看成是一个大筛子，只要是身体需要的，就会被尽可能地保留下来，如果是身体不需要的，就会被尽可能地筛出去，通过尿液排出体外。

血糖是人体重要的能量来源，因此是身体需要的，一般情况下肾脏要把好东西留下来，是不会让葡萄糖外漏的，所以一般情况下尿液里没有葡萄糖，医学上称为尿糖阴性。

但是当血糖增高时，也就是血夜里的葡萄糖太多了，好东西多了也会起到坏作用，因此身体就会对肾脏发出指令，肾脏于是开闸泄洪，把血液中增多的葡萄糖通过尿液排出来，于是就出现了尿糖，医学上称为尿糖阳性。

目前有一种降糖药物，叫"钠 – 葡萄糖转运蛋白 2 抑制剂"，商品名为恩格列净、达格列净、卡格列净，姑且称它们为"列净家族"，它们可以让肾脏开闸泄糖，降低血糖。

尿糖，退居二线

尿糖，可以在一定程度上映射出高血糖的水平，但是只能是粗略估计，做不到精细化评判。尿糖的致命缺点是只能反映血糖的高，而不能反映出血糖的低，因此碰到低血糖，尿糖就束手无策了。

此外，肾脏要是"生病"了，比如说"筛子"坏了，血糖不高时葡萄糖也有可能被漏到尿里，形成尿糖；比如说"闸门"不灵了，血糖即便是增高，也不能开闸泄洪，尿糖依然是阴性；还有在人体特殊的时期，比如说女性怀孕期间，肾脏也会发生变化，即便血糖不高，也会有葡萄糖"漏"到尿里。上面种种情况如果试图通过尿糖的有无来判断血糖的水平，都会出现误判。随着血糖检测技术的革新，特别是血糖仪的普及，测血糖不仅比测尿糖方便快捷得多，而且还能准确地评价血糖的高低，因此尿糖退位，血糖登场。

　　说到这，读者也不能得出这样错误的观点，"糖尿病查尿没用了"，其实不然，糖尿病查尿也是必不可少的，通过尿可以查查尿蛋白情况，反映有没有糖尿病肾病或是糖尿病肾病处于什么阶段；通过尿还可以查查尿酮体，来判断有没有糖尿病酮症酸中毒这个糖尿病急性并发症的可能。

糖尿病的标尺——血糖的家事

低血糖的界定

对于非糖尿病患者，血糖低于 2.8mmol/L 就称为低血糖；对于糖尿病患者，血糖低于 3.9mmol/L 就称为低血糖，这是因为糖尿病患者血糖调节、血糖预警均出现了问题，为了防治发生严重的低血糖，因此低血糖值较非糖尿病患者高，做到尽早防范。

正常血糖的界定

空腹血糖不高于 5.6mmol/L（此为美国糖尿病协会制订标准，中国此标准目前定为 6.1mmol/L），同时进餐后 2 小时血糖不高于 7.8mmol/L。

糖尿病前期的界定

空腹血糖在 5.6 ~ 7.0mmol/L 之间（美国标准）或 6.1 ~ 7.0mmol/L 之间（中国标准），或进餐后 2 小时血糖在 7.8 ~ 11.1mmol/L 之间。只要有一个血糖值符合，就是糖尿病前期。

糖尿病的界定

空腹血糖在 7.0mmol/L 以上，或进餐后 2 小时血糖在 11.1mmol/L 以上，或是任意一个时间测血糖在 11.1mmol/L 以上。只要有一个血糖值符合，并有口渴、多饮、多尿、体重减轻等症状就可以诊断为糖尿病；如果没有这些糖尿病症状，则应该重复检测血糖，血糖值仍然超过标准，也可以确定诊断为糖尿病。

糖尿病血糖控制标准

空腹血糖 4.4 ~ 7.0mmol/L，非空腹血糖不高于 10.0mmol/L。根据患者的情况，如病情、自理能力、预期寿命等可以在此基础上调整血糖控制目标。

妊娠糖尿病的界定

如果怀孕了，那么上述界定值和控制标准就要有所改变。空腹血糖在 5.1mmol/L 以上，或进餐后 1 小时血糖在 10.0mmol/L 以上，或进餐后 2 小时血糖在 8.5mmol/L 以上，只要有一个血糖值符合，就可以诊断为妊娠糖尿病。

妊娠糖尿病血糖控制标准

空腹血糖、餐前血糖、睡前血糖不高于 5.3mmol/L，进餐后 1 小时血糖不高于 7.8mmol/L，进餐后 2 小时血糖不高于 6.7mmol/L。

注意：以上界定标准或诊断标准所提到的血糖值，必须是抽取静脉血进行血糖检测所得结果。对于调整糖尿病治疗方案，了解糖尿病血糖是否达到控制标准时，则可以采集指尖血用血糖仪检测。

糖尿病的内鬼——胰岛素，累了，想歇歇了

　　前面说到升血糖队伍有好几名队员，即便一个队员闹情绪、不干活，那也问题不大，其他几个"弟兄"可以顶上去。降血糖这只队伍就不同了，只有一名队员，那就是胰岛素，它要是累了，不想干了，那就问题大了。

胰岛素，来自何方

　　在我们肚子的左上方，有一个重要的器官称为胰腺。它在食物的消化过程中扮演着"主角"。胰腺的一个小管道开口在十二指肠上，胰腺通过这个小管道向十二指肠释放胰液，也就是含有很多消化酶的消化液，帮助消化食物，特别是对大鱼大肉、油水多的、高脂肪的食物的消化

和吸收。如果小管道或是开口处堵了，那胰液就流不到十二指肠里，只能倒流回胰腺，这样就会导致胰腺炎，有时会致命。对于甘油三酯增高的人群，尤其需要注意这种情况。

胰腺的另一个重要作用，是其内部还能产生很多调节血糖升降的"队员"。如果把整个胰腺比作大海，在胰腺这片海洋里还散在分布着一团团、一簇簇特殊的东西，仿佛大海里的岛礁一般，医学上将其称为胰岛。当胰岛收到血糖升高的信号时，胰岛中有一种贝塔（β）细胞立刻会行动起来，让降血糖的唯一一名队员胰岛素，迅速进入血液，如果胰岛素的"干劲"不足，降低血糖就会成为问题。

胰岛素，万能钥匙

胰岛素是如何干工作、降血糖的呢？血液中流动的葡萄糖主要的归宿是给身体内"每家每户"提供能源，说得好理解些就是提供"口粮"，因此血液中的葡萄糖必须要进入到"家"里面（医学上称为细胞内部）。血液中的葡萄糖都找到了归宿，进到了"家"里面，那么血液里流动的葡萄糖不就少了嘛，这样血糖不就降下来了吗？胰岛素在这里就好比是打开"每家每户"（医学上称为细胞）大门的那把万能钥匙，有了胰岛素，钥匙开门，血糖入户；没有胰岛素或胰岛素罢工、不干活，没有钥匙开门，血糖无法入户，只能留在血液里，血液里的血糖会越积越多，于是血糖越升越高。

胰岛素，为啥罢工

胰岛素为啥不想干活、想休息呢？第一个起因是遗传，前面我们说过，有糖尿病家族史的人可能会从祖辈那里继承一些易患糖尿病的基因，这种基因使得胰岛素存在一定的"性格缺陷"，也就是一遇到事，就喜欢"闹脾气、不干活"。

第二个起因是环境，也就是遇到的一些事，比如饮食无节制、运动不经常、抽烟很厉害、酗酒是常事、作息没规律，这些都会给胰岛素增加工作量、增加工作的负担，如果胰岛素本身再有先天的"性格缺陷"，那后天还给它不断施加压力，很快胰岛素就会扛不住，消极怠工或是撂挑子不干，后果就是糖尿病驾到，这种糖尿病常常被称为2型糖尿病。

还有一种起因，比较少见，就是由于身体某个环节出了问题，胰岛的贝塔（β）细胞不能产生胰岛素，或是能产生胰岛素，但不能进入血液中，血液里缺少了胰岛素，也会发生糖尿病，这种糖尿病被称为1型糖尿病。

胰岛素，呵护关爱

胰岛素出了问题，糖尿病就来了。对于1型糖尿病患者，因为缺少胰岛素，因而不能预防，但是可以治疗，只要补充合适的胰岛素，就能享受和其他人一样健康的生活。

对于2型糖尿病患者，只要平时不要忽略了胰岛素，给这名体内的降糖队员多一些呵护和关爱，养成健康的生活习惯，不给它增加过多的负担，关键时候人家才不会掉链子。请大家记住"关爱胰岛素，远离糖尿病！"

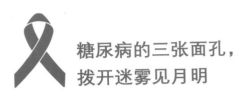 糖尿病的三张面孔，
拨开迷雾见月明

　　每个人都只想要健康，不想要生病。糖尿病一样是没人喜欢，但是糖尿病可是一个"甜蜜杀手"，那是相当的狡猾，而且还很有策略，一不下心人们就会掉入糖尿病精心设计好的"甜蜜陷阱"，掉进去再想出来可就难了。

第一张面孔：谨小慎微，投石问路

　　糖尿病的驾到一般都很低调，谨小慎微地来，生怕惊扰到了主人。来的时候，它会投石问路，释放一些信号，来看看主人的反应，如果主人很心细，发现了这些信号，积极作出反应，那糖尿病也是很知趣的，不会硬碰硬，会选择悄悄地离开，躲在暗处继续寻找机会。如果主人没发

现或是不在乎这些信号，那糖尿病就开心了，潜伏下来，开始了自己的蝇营狗苟。糖尿病投石释放的信号我们会在后面的故事里详细讲述。

第二张面孔：老谋深算，温水煮蛙

糖尿病是很有耐心的，也很有策略。糖尿病的进展是一个缓慢的过程，初来乍到的时候，表现得很"温柔"，除了血糖高一点，患者会觉得自己是一个"正常人"，一样该吃吃、该喝喝，没有一点感觉到自己是个有病的人。当然，有些读者看到这里不免会问，"不对呀，医生告诉我得糖尿病的时候，我有口渴、多饮、多尿、体重减轻这些症状啊。"其实，这是因为您在诊断出糖尿病的时候，糖尿病已经在您身体里潜伏有一段日子了，病情已在您不知不觉中有所进展了。

大家一定要知道糖尿病最初常常是没有任何症状的，因此很多人都抱着"既来之，则安之"的想法，认为糖尿病也没什么可怕，"这不是好好的，没啥大碍，既然相安无事，等后面有了情况再说吧"，于是不采取行动，一拖再拖，这就正中了糖尿病的下怀。糖尿病最喜欢主人是这个态度了，它可以在主人的身体内步步深入，大干自己的"事业"，而主人就好比是温水煮青蛙，长期安逸慵懒，使自己变得麻木，一点都没意识到危机正向自己一步一步逼近。

第三张面孔：贪恋成性，侵及所有

糖尿病的主要"爪牙"就是高血糖，高血糖借助血液的流动，可以遍及身体的角角落落，没有一处可以幸免，每到一处都会深深地刻下"到此一游"的战绩。

高血糖的"战绩"：血糖升高，可能的原因之一是缺少了胰岛素的作用，此时细胞的大门不打开，血糖进不到细胞内，这时身体得不到"口粮"；同时，聚集在血液中的血糖越来越多，肾脏就会通过尿液排出大量的糖。这就应了那句话"酒肉穿肠过"，吃进去的饭，不能为身体所用，大都从尿里排了出去。身体便会容易疲劳，出现食欲增加、体重却减轻的情况。尿糖从肾脏排出时需要大量的水分来溶解，于是就会出现小便增多，多尿使得身体大量的水分流失，就会让人感到口渴，进而大量饮水。

严重的高血糖，如血糖高于 33.3mmol/L 时，会导致身体严重的水分丢失，可能会使患者，特别是老年患者出现意识不清，严重的还可能有生命危险，这在医学上称为糖尿病高渗性昏迷。

严重的高血糖还可以导致身体能量严重丢失，能量匮乏，这时身体就会启动应急措施，会动员体内的脂肪来充当能量来源，脂肪在提供能量的同时还会产生大量的酸性物质，酸性物质如果产生过多，也会带来很大的危害，甚至危及生命，这在医学上称为糖尿病酮症酸中毒。

并发症的"战绩"：血糖长期升高，会引起各种各样的并发症。只有你想不到的，没有高血糖不能侵及的，其中包括，视物模糊、视力下降，甚至失明；听力下降，甚至失聪；牙齿松动、牙周疾病；皮肤针刺感、烧灼感、虫爬感；性欲减退、勃起障碍；肾功能损害；动脉硬化、冠心病、脑卒中；足部感染、坏死，截肢等……

相信很多读者耳闻目睹了糖尿病那些可怕的并发症，比如某某因为糖尿病眼睛看不见了，某某因为糖尿病腿被锯掉了，某某因为糖尿病肾坏了需要透析才能活下来。这些触目惊心的现实都是放任糖尿病，任其发展的必然结果。"冰冻三尺，非一日之寒"，糖尿病一路发展过来，也给患者提了很多暗示和征兆，患者要是对这些"警示"习以为常，不管不顾，那必然会面对以上那些可怕场景。亡羊补牢对于糖尿病患者来说也是不可取的，因为身体的部件已经"坏了"，此时想起来要好好治理，却已经为时已晚了。

为了健康，多给自己一些关爱，不要忽略身体发出的友善"警示"，尽早行动起来，不要今日推明日，或是三天打鱼两天晒网，否则后悔莫及。

2

糖尿病，驾到前总会先敲敲门

疾病要偷走我们的健康，即便再狡猾，也会留下些蛛丝马迹，糖尿病也不例外。我们的身体经过多年的修炼，那也是相当有"作战"经验的，在糖尿病即将要对我们下黑手前，会释放出一些信号或警示来告知我们，此时千万不要视而不见听而不闻，不要抱着"不到黄河心不死"的心理抵抗，不要今日推明日，心存侥幸，或是三天打鱼两天晒网，否则后悔莫及。

化验单上的"红绿灯"或不靠谱

健康的时候什么都想要，生病的时候却只想要健康！与其这样，倒不如平时没事的时候多关注一些健康。现在有车的朋友越来越多了，这汽车行驶到一定公里数，就要去做一次检查保养；咱们人体其实也是一样的道理，身体内部你虽然看不见，但确确实实是 24 小时没白天没黑夜地工作着、运转着，身体内部的各个部件说实话也真心不容易，所以到了一定时间也应该好好检查保养。

体检亮起绿灯

小李的爸爸和妈妈都有糖尿病，爸爸每天都要打胰岛素，妈妈每天都在吃降糖药，这有了糖尿病的家庭"出身"，小李知道自己就算是糖尿病高危人群了，还好，单位每年都会组织员工体检，体检可以早发现问题，早进行治疗。今年的体检报告单出来了，打眼一看，一路绿灯，血液化验单上也没有一个向上的箭头或是向下的箭头，嘿嘿，看来没有红色警戒，这次体检结论应该是一切正常啦。小李总是心存侥幸，心想，看来我还不用过早担心，我距离糖尿病还远着呢。

1 个月后亮红灯

体检过后，小李底气足了、心放宽了，几乎每天"酒精"沙场，烟酒不分家，时不时还熬个夜，咱这身体还棒着呢，还经得起折腾。可是，体检还不到 1 个月，小李就感觉自己提不起精神，连睡几个"大觉"都感觉恢复不过来，而且疲乏感越发严重。这到底是怎么一回事呢？小李有些紧张了，来到医院抽了空腹血化验，空腹血糖7.6mmol/L，后面跟了一个向上的箭头，这回化验单算是亮起了红灯。

医生是红绿灯

"哎呀，我的血糖怎么这么高？1个月前体检不是还亮绿灯的吗？"小李赶紧翻出体检报告的化验单，当时的单子上写着："空腹血糖 6.1mmol/L，参考值范围 3.9 ~ 6.1mmol/L"。小李想1个月前体检正常，怎么这么快就会有问题了呢？是不是医院的机器有毛病啊，查错了？

带着这个疑问，小李来到了内分泌科。大夫看着这两次的化验单，说："你已经可以确诊是糖尿病了。""可是，大夫，我上个月的血糖不是还在参考值范围内，算正常吗？为啥这糖尿病说来就来，一点预兆都没有呢？"小王急切地说。"其实你上月体检测的血糖已经超过了正常值，但还没有达到糖尿病的诊断标准，由于没引起你的重视，没有养成健康的生活方式，你父母有糖尿病，你生活又不注意，加速了糖尿病的到来，所以短短1个月你的血糖又进一步升高了，这回达到了糖尿病的诊断标准"。

很多时候化验单上的参考值可能还是以前的标准，没有得到及时更新，有时特殊的人群还有特殊的检验值要求，也不按照化验单上给出的标准进行判别，比如血脂，这糖尿病患者与非糖尿病患者就不能按照一个标准来。总之，不能仅靠化验单上的红绿灯来判断自己是否健康；专业的医生才是能真正帮助大家识别红绿灯警告的"交警"！

小李还是有点不理解，不过没关系，下面这个故事就彻底给小李传道授业解惑了。

血糖 5.6，你在意了吗

其实像小李一样的朋友很多，也经常会有和小李一样的疑问和不解，下面我们就好好地把这个问题说一说。

从 6.1 到 5.6

"医生，我的空腹血糖 5.6mmol/L，这数字不是在正常值范围吗？为什么你还说我不正常，让我要注意呢？还要建议我做喝糖水试验呢？"一位患者拿着化验单不解地问。

这个患者的问题，如果在以前，他是对的。但在现在，他就不对了。因为标准已经改变了。以往的规定是，正常人空腹血糖低于 6.1mmol/L，餐后 2 小时血糖低于

7.8mmol/L。如果空腹血糖 ≥ 7.0mmol/L 和（或）进餐后 2 小时血糖 ≥ 11.1mmol/L，则为糖尿病。

随着时间的推移，世界各国的糖尿病医生和专家经多年观察和研究，发现空腹血糖在 5.6mmol/L 以上，糖尿病的发生率是明显增多的，因此把区分正常人和异常人的空腹血糖的分界点定在 5.6mmol/L，而不是 6.1mmol/L。

不过，目前多数医院化验单给出的正常值仍是 6.1mmol/L，很多人认为只要自己的血糖小于 6.1mmol/L，在正常值范围，就不必去注意它了。这样的话，往往就会使自己成为一名糖尿病后补队员，甚至逐步发展成为一名糖尿病患者，这就像古语说的那样"小洞不补，必酿大祸"。

兽医与血糖仪

记得热播美剧《越狱》中一个片段，当 7 名罪犯越狱成功后，其中一名左手臂被砍断，为了不暴露身份，他不敢到正规医院求治，潜入一家诊所中请医生缝合。这名医生却连连摆手，拒绝为之缝合。当逃犯拿刀架住其脖子，他申辩说："我只是一个兽医……"

让一名兽医为人做手术，确是不算分内事。血糖仪有时也被患者用来做一些分外事。现在血糖仪测血糖确实很方便，只要一滴血，患者就可以自己测血糖，而且马上就能看到结果。有些人为了图省事、图方便，或是有些人怕抽血、怕痛，干脆就用血糖仪测，看自己血糖是多少。

这种做法其实是"聪明反被聪明误"，因为我们说的空腹血糖值指的是静脉抽血测得的血糖值，而血糖仪测的是毛细血管全血，与静脉抽血的测定结果有差异。重要的是，目前血糖诊断数值都是针对静脉抽血而言的，因此血糖仪往往用于糖尿病患者了解自己血糖控制的情况，而不能用来诊断是不是糖尿病或者是不是糖尿病早期。

打假"空腹血糖高"

门诊常碰到一些患者气喘吁吁地跑过来说："医生，我还没吃饭，给我开个单子查查空腹血糖。"而此时已近上午 11 点了。这种患者查出的血糖值往往偏高。但其实，这不是真正的空腹血糖。

测空腹血糖前，要保证从前一天晚饭后至第二天早晨做检查时，空腹 8 ~ 12 小时。检查时间最好在医院一上班就查，最晚不要晚于 10 点钟，超过 10 点以后的"超空腹"

状态是会影响检查结果可靠程度的。

　　同时，化验的前一天还要保证充足的睡眠，防止睡眠不足，避免进食过多，或测空腹血糖前情绪激动、进行过于剧烈的活动等，因为这些因素都会导致血糖升高。有的患者认为空腹就是连水也不能喝，其实，饮清水是不会干扰血糖检测结果的。如果口渴的厉害，是可以喝清水的。

皮带越长，寿命越短

　　如果排除了上面所说的问题，空腹血糖大于 5.6mmol/L，小于 7.0mmol/L，那就建议做糖耐量试验（简称 OGTT），也就是常说的喝糖水试验。

　　OGTT 的具体做法是：空腹先抽血查血糖，然后把75 克葡萄糖粉（这个医院一般都有称好的，可以凭处方购买，或是含同等数量葡萄糖的 50% 葡萄糖溶液，这个医生都会给你算好，不用你亲自计算），溶到 200～300ml 水里，5～10 分钟内喝完，喝之前看表，2 小时后再抽一次血化验血糖。

　　如果喝糖水后 2 小时的血糖大于 11.1mmol/L，就可以诊断为糖尿病了。

如果喝糖水后 2 小时血糖小于 11.1mmol/L，只是空腹血糖异常（空腹血糖大于 5.6mmol/L，而小于 7.0mmol/L），还不是一种疾病，仅仅是一种危险状态，就是很可能发展成糖尿病，成为它的候补队员。

在这种状态下，如果采取有效措施，是有很大可逆性的，可以预防糖尿病的发生。这时不用恐慌，也不需要住院，更不需要病休。但是应该把血糖降下来。改变原来不健康的生活方式，如控制饮食、减少总热量、减少饱和脂肪、增加纤维素等，至少进行每周 5 次，每次 30 分钟以上的适度运动。如果"肚子"比较大，还得把将啤酒肚、将军肚缩回去，有句话说得比较生动，"皮带越长，寿命越短"，所以有以上问题的你，就请赶快行动起来吧。

腰围，你的"健康预报"

如今要是有条件，我们都喜欢看看"天气预报"，以便及时掌握天气的冷暖变化情况，这样可以适当增减衣物，避免受凉。不过，对咱们自己身体反映出来的一些"不健康"预报信息，你关注过了吗？

随着生活水平的提高，对大家来说，糖尿病、高血压、高血脂、脂肪肝、心脑血管疾病已经不再陌生，这些疾病的"帽子"一旦戴上，就很难被摘掉，很可能终身与你相伴，也就意味着你将要投入大量的精力、物力和财力去应对它们。然而"冰冻三尺非一日之寒""涓涓溪流汇成江河"，这些慢性疾病的发生也是有预兆的。所以，我们应该关注咱们自身的健康"风向标""晴雨表"，一旦出现"警报"，立即采取措施，从"源头"上拦截这些疾病，把它们扼杀在"萌芽"阶段，不让它们迫害我们的健康。

"肚子的油水"越多越糟糕

腰围可以看作健康的"风向标""晴雨表"。腰围越大，"肚子里的油水"也就越多。医学上把这种腰部脂肪的堆积称为中心性肥胖或是苹果型肥胖，有些人形象地把它称为"啤酒肚"或"将军肚"。

这一类型的肥胖对健康最为不利。因为腹部脂肪与身体其他部位脂肪性质有所不同，它们作恶多端，高血脂、糖尿病、高血压等疾病往往会"顺藤摸瓜"地"找上门来"。有数据显示：腰围，男性每增加 14 厘米、女性每增加 14.9 厘米，患心血管疾病的可能性就升高 21%～40%。

腰围被认为是比全身肥胖更加准确、可预测心脏代谢风险因素的因子。最近研究还表明，腹部肥胖是加速衰老的主要因素之一，目前已证明有 15 种以上导致死亡的疾病与腹部肥胖有直接关系，其中包括冠心病、心肌梗死、脑栓塞、乳腺癌、肝肾衰竭等。

你有"高甘油三酯血症腰"吗

单纯腰围增大的人群中约 1/3 已经具有进一步发展成糖尿病等疾病的苗头，但是如果腰围增大，同时合并高甘油三酯血症，这就被称为"高甘油三酯血症腰"，这可以说是"雪上加霜"，进一步加大了糖尿病、心血管疾病等的患病风险，这部分人当中 2/3 以上已经具备了进一步发展为上述疾病的基础。

"高甘油三酯血症腰"是一种形象的说法。它是指男性腰围超过 90 厘米（2 尺 7 寸）、女性超过 80 厘米（2 尺 4 寸），血甘油三酯水平大于等于 1.7mmol/L 或 150mg/dL。

拿出皮尺，量量腰围

现在行动起来吧，拿出皮尺量量自己的腰围。具体操作如下：保持站立体位，两脚间距离与肩同宽，用力将肺中的空气呼出后屏气，平肋骨下缘和髂嵴连线中点水平（简单一些，也可以在平肚脐水平）绕腹一周，所测的长度即为腰围。在我国，男性腰围超过 90 厘米、女性腰围超过 80 厘米，就算是健康报警了，这时就该检查一下血甘油三酯，看看与"高甘油三酯血症腰"还差多远，以便及时发现和预防糖尿病、高脂血症等疾病。

每天一万步，不做"土豆先生"

如果你已经有"高甘油三酯血症腰"了，那么你也不必惊惶，因为这个阶段往往是可以逆转的。

幸运的是，运动对逆转"高甘油三酯血症腰"特别有效。目前，专家认为最好的运动就是坚持走路，"每天一万步，保持健康好身体"。走路时根据自己情况尽量快步走，在身体状况允许的情况下，以每分钟走 100 步左右为佳。此外，管好自己的嘴，做到早餐要吃好，晚餐要吃少，多吃低糖、低脂、高纤维的食物，吃饭时要注意细嚼慢咽，不要狼吞虎咽。改掉饭后就坐在沙发上看电视的坏习惯，不要再做"土豆先生"。

最好的医生就是你自己，别忽视了自身健康的"风向标"。那些大腹便便的男士们，还有那些有"小肚腩"的女士们，更要行动起来，让腰围缩小，让健康升级。

"五高"公告：坏蛋喜团伙作案、趁火打劫，别说我没告诉你

腰围，是我们的"健康预报"，肚子里的油水越多越糟糕，说直白点儿，这其实就是一个高体重的问题；如果这时再来个高血脂"趁火打劫"，这可就是"雪上加霜"，进一步加大了糖尿病、心血管疾病等入住的步伐。其实，生活里还远不只这两个"高"臭味相投，还有不少高会先后而至、群集作乱！

如影随形

张总在商海搏杀多年，现如今"位子、票子"都升高了，不过血压也升高了。一直服用降压药物，血压控制得还算理想。诊断高血压有 1 年了，一直在方便门诊开药，方便门诊大家应该晓得吧，就是为了方便患者，尽可能地缩短取药时间，尽可能快地拿到药物。实际上这方便门诊一定意义上方便了患者，但在某种程度上也方便了疾病。张总由于最近体重减了不少，去做了抽血化验，发现血糖不正常，7.2mmol/L，大家知道体重减轻的原因了吧，对，就是糖尿病。

其实超过 1/3 的高血压患者都会合并糖尿病，接近 2/3 的糖尿病患者合并高血压。很多高血压患者根本没意识到自己是糖尿病的高度危险人群，甚至不知道自己已患上糖尿病，这其实是一个很大的隐患，对于高血压患者来说，有一就有二有三，不仅仅是服用降压药物把血压控制好就可以，必须意识到提早预防糖尿病的重要性，了解控制血糖的方法，及时改变不良的生活习惯，才能避免糖尿病"如影随形"。

共同土壤

现实却是如此，这几个"高"常常"相互吸引、狼狈为奸"。高血糖、高体重、高血脂、高血压、高尿酸，暂且把它们称之为"五高"，这"五高"所需要的遗传基因基本相同，不好的生活习惯正是滋润它们生长的"沃土"。如果"家庭出身"不好，后天再不注意"养生"之道，不培养健康的生活习惯，那在身体的这块"自留地"很快就会长出一个个"高"来，破坏起您的身体那是没商量的。越多的"高"凑在一起，破坏力就越大，最终的结局是什么呢？这不用说，明眼人也知道的。请记住，有一有二就会有三，或许"五高"同聚也不无可能。所以一"高"驾到，就请警惕，不要奏响"死亡五重奏"。

全程通缉

为了保卫健康，就要终身防范"五高"这群恶棍，现发布"通缉令"，请大家牢记它们的"画像"，碰到了一定不要手下留情，坚决予以打击。

高血糖：这个相信大家已不陌生，我们再来温故一下。空腹血糖大于 5.6mmol/L，或进餐后 2 小时血糖大于 7.8mmol/L，只要有一个数值不正常就属于血糖增高；如果空腹血糖大于 7.0mmol/L，或进餐后 2 小时血糖大于 11.1mmol/L，只要有一个数值达到就要考虑糖尿病的可能。

高体重：可通过身高推算标准体重，男性标准体重（千克）=身高（厘米）-105；女性标准体重（千克）=身高（厘米）-100。体重指数用来对肥胖进行分级，体重指数的计算公式为体重指数（BMI，千克／米^2）=体重（千克）／身高（米）的平方，也可以直接使用手机App软件计算。

中国成人采用的标准：小于 18.5 为体重过低；18.5～23.9 为正常；24.0～27.9 为超重；大于 28 为肥胖。

国际成人采用的标准：小于 18.5 为体重过低；18.5～24.9 为正常；25.0～29.9 为超重；大于 30 为肥胖。

腰围用来评估腹部或中心性肥胖，测量方法为保持站立体位，两脚间距离与肩同宽，用力将肺中的空气呼出后屏气，平肋骨下缘和髂嵴连线中点水平（简单一些，也可以在平肚脐水平）绕腹一周，所测的长度即为腰围。在我国，男性腰围超过 90 厘米、女性腰围超过 80 厘米就视为具有中心性肥胖，也就是肚子里的"坏油水"多了。

高血脂：血脂也是一个大家族，我们主要关注血总胆固醇（TC）正常小于 5.18mmol/L（200mg/dL）；血低密度脂蛋白胆固醇（LDL-C）正常小于 3.37mmol/L（130mg/dL），如已经诊断糖尿病，或高血压，或心脏病等，则比此标准更低；血甘油三酯（TG）正常小于1.7mmol/L（150mg/dL），超过标准即为高血脂。

高血压：小于 120/80mmHg 为正常血压；等于或大于 140/90mmHg 为高血压，介于两者之间为正常高值，需要时刻关注。

高尿酸：高尿酸诊断标准：男性血尿酸 2 次结果大于420μmol/L；女性血尿酸 2 次结果大于 360μmol/L。

这些"小事"的真相，
你还全然不知

老话有说："小不忍，则乱大谋"。但是在健康这个问题上，却恰恰相反，健康无小事，"小忍了，则要出大事"。我们必须要关注小事，关注细节。下面这些小事，你可不能小觑，它可能预示着糖尿病已经突破了你的防线，需要赶快采取行动喽。

小小伤口难愈合

人们在生活中总会不小心受一些外伤，但是很快就会愈合。可是老张前不久在家里捯饬阳台上的花花草草时，不小心手上划破了一个小口。伤口不深，起初对于这点"小事"，老张也没在意，感觉伤口好像是长上了，但一活动又裂开了，反反复复就是不愈合。后来到医院一看，这点小事还牵出了一个大问题——糖尿病，血糖控制平稳了，伤口自然愈合了。

反复瘙痒难祛除

这几个月，王女士每天坐卧不安，痒得没法专心工作，很是影响生活。这阵子王女士全身的皮肤无缘无故地痒，也不红也没见出疹子；过一阵子又是外阴瘙痒，这难言之隐给谁说？为了治病，王女士尝试了内服、外用各种治疗办法，可病情没好几天，就又复发，让她苦不堪言。后来到医院一检查才发现，这瘙痒的罪魁祸首就是悄悄升高的血糖，糖尿病驾到，主人竟全然不知。

令人扫"性"好苦恼

40 岁左右的李先生，身形壮硕，自觉身体健康，可不知为何最近半年中提不起"性"趣，屡屡尝试却总是失败，私下里曾购买所谓"神水""壮阳药"，疗效不明显，全然没有广告说得那么好，家庭生活非常得不愉快。后来终于鼓足勇气来到了医院，支支吾吾地说出了自己的苦恼，检查后发现这令人扫"性"的真相竟然是"居高不下"的血糖。

心慌手抖低血糖

进入更年期的陈女士，平时身体一直都不错，可最近出现了一个怪毛病——经常是快到吃中午饭的时候，或是中午饭稍稍晚吃一会，就会出现心慌、手抖、冒虚汗，感觉肚子里特别饿，赶快要吃点东西，东西一下肚，症状全消除。陈女士最开始还觉得是更年期的问题，可后来几乎天天犯毛病，有时感觉还很严重。到医院检查，被诊断为糖尿病前期。这糖尿病来得时候是花样百出，低血糖可能也可以是它登场的前奏。

手足麻木感乏力

何老伯这半年了经常觉得腿脚发麻、发凉，感觉自己的脚上穿了一个袜子一样。儿女孝敬老爷子，专门买了洗脚盆，按摩泡脚也没多大用处。后来，何老伯感到麻木感的范围慢慢扩大了，时不时身上还常感觉到有小虫在爬来爬去，或是身上突然哪里被针扎了一下。为此，何老伯的子女带他到医院做检查，被诊断为糖尿病。

能吃能喝体重轻

刘先生最近老觉得吃不饱，吃得比平时多了许多。除了能吃，水喝得也比以前多，但喝完后不一会儿就又口干舌燥，白天要跑好几次洗手间，晚上睡觉还要起好几次夜。然而，能吃能喝，体重却未增反轻，结果这也是糖尿病捣的鬼。刘先生的这种情况，其实就是传说中的糖尿病典型的"三多一少"症状，即多食、多饮、多尿、体重下降。遇到这种情况，不能掉以轻心。

前面也说过，糖尿病和其他疾病不同，早期很可能没有任何不舒服的症状，等出现不舒服的症状时糖尿病已经有一定程度地进展了，所以即便是出现了上述一些不起眼的症状，也要提高警惕，不能一拖再拖，防患于未然对于糖尿病来说十分重要。

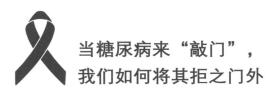

当糖尿病来"敲门"，
我们如何将其拒之门外

小王和老王，不同的结局

晚上，120 送来了一位 40 来岁的急诊患者小王，他体态偏胖，在与朋友聚会、频频举杯时突然出现胸口痛，难以忍受，于是朋友拨打了急救电话。到了医院，医护人员迅速展开抢救，明确诊断为糖尿病、心肌梗死，需要立即进行支架植入术。好在抢救及时，手术很成功，术后小王平安返回病房，但是心脏血管里就要一直放着支架了，以后还要定期复查、口服抗凝药物等，这无形中给小王带来了心理阴影和很多的"麻烦"。

小王很疑惑，自己身体一直都很好，能吃能睡，怎么会突然出现糖尿病、心肌梗死呢？与小王交流后，医护人员才发现小王的身体早就给他"暗示过、报过警"了，只是他一点也不在乎。原来3年前体检小王就已经被发现血糖、血脂异常，加之体重超重，母亲患有糖尿病，医生明确告知他一定要减轻体重、加强运动、定期检查，因为他属于糖尿病高度危险人群，如果不加以重视，糖尿病就会找上门来，而糖尿病和心脏病是一根藤上的两个苦瓜，得了糖尿病很容易出现心血管疾病。这不，医生的预言真的就出现在了小王的身上，现在后悔为时已晚，只能面对现实了。

门诊有个患者叫老王，50来岁，5年前和小王一样身体也被亮了"黄牌"，发出了警报，老王的血糖比正常值高出了一点点。老王对这个信号很重视，生活规律、合理饮食、适当锻炼、定期检查，5年来血糖一直被"压"在正常值以下，身体棒棒的，糖尿病被老王一直"关"在了门外边。

俗话说，"冰冻三尺非一日之寒"，身体的"毛病"也是如此，尤其是这些慢性病，更不是一天两天就形成的，小王的糖尿病和心肌梗死并不是空穴来风，3年前的预警未重视，3年后自食苦果，这个"苦"到头来只能自己承受，可以说是"放松一时，痛苦一世"。而老王5年来坚持健康的生活方式，每天并不需要付出很多，却能牢牢地把糖尿病拒之门外，享受着健康，可以说是"小小投入，大大收获"。

因此从老王的身上，我们可以看到，糖尿病完全是可以预防的，如果能像老王那样做好健康"储蓄"，那糖尿病即便"敲"到了你家的门，听听没人响应，也就会知趣地远离你了。

糖尿病驾到，常要先敲门

今天，我们可能随处都可以感受到糖尿病的存在，在家庭里、工作中、聚会时或多或少地都会有糖尿病的影子出现，因为每 10 个人中就有 1 个糖尿病患者，并且糖尿病患者的队伍还在不断地发展壮大，称其为糖尿病"风暴"或是糖尿病"海啸"一点也不夸张。糖尿病不再是"事不关己、高高挂起"的个别人或是少数人的事情，如果您不在乎，很有可能下一个糖尿病患者就是您或您的家人。

糖尿病虽然很可怕，会导致各种各样的并发症，但是它还是很有礼貌的，从来都不是一位"不速之客"。在糖尿病驾到前，它总会事先敲敲你的门，给你一个预报，"我糖尿病快要来了，你要小心喽！"这也是医学上说的糖尿病高度危险的信号，如果你要具有这些危象特征，那就不能像小王那样毫不在乎，依然我行我素，那样糖尿病就会毫不客气，破门而入。

如果有了以下危险特征，一定要像老王那样，正确对待，这样糖尿病就会被你拒之门外，离你远去。

成人（大于 18 岁）具有下列情况中的一种就是糖尿病高度危险人群：

1. 年龄大于等于 40 岁。

2. 有血糖异常的病史（如空腹血糖大于 5.6mmol/L 或餐后 2 小时血糖大于 7.8mmol/L）。

3. 超重（体重指数大于等于 24 千克／米^2）或肥胖（体重指数大于等于 28 千克／米^2）。

4. 久坐的生活方式。

5. 一级亲属（父母、子女以及同父母兄弟姐妹）中有糖尿病家族史。

6. 有巨大儿（出生体重大于等于 4 千克）生产史或妊娠糖尿病病史的女性。

7. 有高血压病史。

8. 有血脂异常史。

9. 有冠心病病史。

10. 有使用激素引发糖尿病的经历。

11. 多囊卵巢综合征患者。

12. 长期使用抗精神病药物或抗抑郁药物治疗的患者。

对于成年糖尿病高度危险人群，应尽早进行糖尿病筛查，所有大于等于 40 岁的成年人都应该进行糖尿病筛查。

备注：体重指数计算方法为以千克为单位的体重除以以米为单位的身高的平方

小于等于 18 岁的超重或者肥胖人群且合并下列任何一种情况就是糖尿病高度危险的信号：

1. 一级或二级亲属（祖父母、外祖父母、叔、伯、姑、姨、舅）中有糖尿病病史。

2. 身体存在与胰岛素抵抗相关的情况，如黑棘皮病（颈部等处皮肤粗糙、发黑）、高血压、血脂异常、多囊卵巢综合征。

3. 母亲怀孕时有糖尿病病史或诊断为妊娠糖尿病。

对于儿童及青少年糖尿病高度危险人群，应该从 10 岁开始筛查。首次筛查结果正常，应该每 3 年重复筛查一次。

不同的人群，不同的关注

过去糖尿病常见于中老年人群，近些年越来越向低龄化发展，小糖尿病患者当前也并不少见，因此预防糖尿病要从娃娃抓起。准妈妈怀着宝宝时要讲科学，不能"大补特补"，应该合理饮食，避免生出一个"肥胖"儿，出生后坚持母乳喂养，合理添加辅食，避免婴儿身体肥胖，从小培养孩子的运动习惯。

对于儿童和青少年，爸爸妈妈要注意孩子有没有上面说的糖尿病高度危险因素，如果有，那么在生活中要注意培养孩子的良好饮食习惯，如少吃快餐食物、少喝含糖饮料等，鼓励孩子多运动，保持理想体重，同时还要定期带孩子去医院内分泌科就诊，定期监测血糖、血脂、血压，做到糖尿病早发现、早治疗。如果孩子出现以下情况，可能需要及时就诊：

1. 小便次数多，夜间反复尿床。

2. 口渴，有时夜间也要起来喝水。

3. 饥饿感增强，食量大增。

4. 容易疲倦。

5. 体重减轻较明显。

6. 皮肤和阴部瘙痒。

7. 皮肤的伤口不好愈合。

中青年人群，大多和前面说到的小王一样，总是认为自己年轻力壮，即便身体出现了小问题，也不管不顾，殊不知"小错不纠，必酿大祸"。其实这时的糖尿病"小苗头"只要稍加注意，就可以将其拒之门外，年轻时一定要"储蓄"健康，年老时才能"收获"健康，享受幸福。

老年人群是糖尿病的高发人群，但老年人有时对糖尿病的预告并不是很敏感，有时可能只是出现无力、口渴、尿多等不舒服的感觉，不容易被觉察到，往往糖尿病比较严重了才会表现出来，所以定期检查对老年人十分重要。

女性朋友有两个阶段比较特殊，容易受到糖尿病的"骚扰"。一个阶段就是怀宝宝的时候，如果具有糖尿病高度危险的女性在怀孕前就要向医生咨询，必要时进行血糖、血脂、血压等指标的检查。此外，所有的孕妈妈都要在怀孕第 24～28 周进行糖尿病筛查，发现问题急早进行治疗。女性的另一个特殊阶段就是更年期，这个阶段的女性雌激素水平迅速下降，加之这个阶段的女性往往活动量减少，致使身体发胖、体重增加，也容易引起血糖升高，患上糖尿病。糖尿病初期往往是"不痛不痒"，更年期女性很可能意识不到血糖的异常。所以进入更年期的女性，尤其是身体肥胖者和有家族糖尿病病史者，应定期做空腹血糖和餐后血糖检测，以便及时发现隐患并遏制病情发展。

总而言之，糖尿病不会无缘无故地来，也不会无缘无故地走，只要我们重视身体发出的糖尿病警报，主动出击，定期咨询与检查，就能在糖尿病来"敲门"的时候，将其拒之门外，让糖尿病远离我们和家人。

3

糖尿病，防治要有道

糖尿病被全世界人民一致授予了慢性病"荣誉称号"，慢性病说得直白些就是终身病。既然终身相伴，就要有终身的办法，毛主席说："方向正确、立场坚定、积极防御、力争主动、顾全大局！"。在糖尿病的防治之道上，做好饮食和运动，这对于糖尿病病友来说，就是选择了一剂最廉价、最"绿色"、最棒的降糖药物，这为打赢糖尿病这个"魔鬼"奠定了坚实的基础。

降糖也要抢占先机

"大夫，我的血糖有些不正常，但是还没有达到糖尿病的诊断标准，这种情况下要不要吃药？"；"我刚得糖尿病，血糖还不是很高，感觉也挺好，药物都伤肝伤肾，我自己注意一点就行，还是不要吃药的好。"；"我刚得糖尿病，就要我打胰岛素，胰岛素是病情严重的时候才要用的，用上去我就要一辈子用了，我不要用胰岛素，吃点药就可以了"。

这些都是糖尿病病友或是"准"糖尿病病友常常疑惑的问题。那么什么时候是服药的最佳时机呢？吃药真的是害处大于好处吗？胰岛素是不是只有在迫不得已的情况下才能开始使用呢？

感觉好 ≠ 一切都好

六十出头的李大爷，也步入了糖尿病的大军。李大爷心想，现如今得糖尿病的人比比皆是，大家都活得好好的，自己现在感觉挺好，一点不像有病之人，自己平时多注意一点，只要感觉没啥，那就没问题。

两年后在糖尿病的住院病房又见到了李大爷，脚烂了很大一块，可能还有截肢的危险。原来长期的高血糖使得李大爷腿上、脚上的血管变硬、变得狭窄，血流不通畅才导致了今天的结局。这时的李大爷也大呼上了糖尿病的当，自己跟着感觉走的确是走错了，这可真是后悔莫及呀。

糖尿病不像感冒发热、痢疾拉肚，说来就来、来势迅猛，让人马上就能感到很不舒服，糖尿病这颗"糖衣炮弹"，可是很狡猾，做起"坏事"来不紧不慢，让你在很长一段时间都感觉良好，于是就逐渐麻痹了对这颗"糖衣炮弹"的戒备，其实这时你的身体已经被"糖衣"腐蚀，出现了问题，待到"炮弹"爆炸时，你才感到这也不舒服了，那也出问题了，这时已经晚了。所以只要血糖不正常，接近或是已经达到糖尿病的诊断标准，都应该引起足

够的重视，积极想办法对付它，千万不要麻痹大意。积极
防御、主动出击很有必要。

降糖药 ≠ 降糖

门诊上会经常碰到很多患者的血糖只是高出糖尿病的
标准一点点，或是诊断为糖耐量异常（也就是血糖增高，
但是还没达到糖尿病的诊断标准，我们也可以把这部分患
者称为"准"糖尿病患者，因为他们中的大多数都会逐渐
发展为糖尿病），但是这部分患者往往不愿意早早就接受降
糖药物治疗，这就使他们错失了很好的用药良机。这些都
是因为他们思想上有包袱、存在着顾虑，认为"是药三分
毒"，吃药对肝脏、肾脏不好；认为现在要是用了药，以后
糖尿病重了，就没药可用了。

其实，这些都是对降糖药的误解。血糖异常，需要运
动、需要控制饮食不假，但是单单靠运动、饮食，现在看
来对大多数患者是不够的，应该尽早的加用口服降糖药
物，如二甲双胍、阿卡波糖等。及时服用药物，不仅不会
损伤身体，相反还会给带来大大的益处。因为降糖药物的
作用不仅仅在于降低血糖，更重要的是它还可以保护身体

的各个器官、血管，推迟甚至阻止"准"糖尿病进入糖尿病状态，延缓甚至防止糖尿病心、脑、眼睛、肾脏、神经等并发症的到来。

胰岛素≠病重

如今，胰岛素可以说是糖尿病治疗中不可缺少的一员"大将"，是糖尿病治疗中的"主力军"，但是很多患者却不能接受、从心里十分抵触胰岛素。三十出头的小王，也被扣上了糖尿病的"帽子"，根据他的情况，医生建议短期使用胰岛素治疗。小王认为现在打胰岛素的大多数都是老年人，自己年纪轻轻完全没必要使用胰岛素；再说，用胰岛素的大部分都是得糖尿病十来年的老患者，自己才刚得糖尿病，还是吃吃药吧。

医生告诉小王，胰岛素并不是老年患者、病重患者、久病患者的专利，根据小王的情况，应用胰岛素没准还可以治愈糖尿病呢。

经过 3 个月左右的胰岛素治疗，现在小王在不用任何药物的情况下血糖依然保持正常，小王真的是要感谢胰岛素这个"大功臣"，是胰岛素治愈了自己的糖尿病。虽然血糖完全正常，但是医生还是建议小王不能放松警惕，要注意饮食、适当锻炼，最好再服用一些降糖药物，这样糖尿病再次光顾小王的可能性就会更少一些。所以说胰岛素并不是"老"患者的专利，也并不一定需要终身使用，一定要根据病情，该用则用，不要错过胰岛素使用的最佳时机。

糖尿病的防治新理念——两个层面、两条道路

糖尿病是个"流行"病，同时糖尿病也是可防可治的，所以说它并不可怕，只要我们兼顾糖尿病防治的两个层面、两条道路，就一定能战胜糖尿病。

糖尿病防治的两个层面是什么？

首先是预防糖尿病的发生，对于有糖尿病家族史、体形偏胖的朋友，应该定期（半年或一年）体检，及早发现血糖增高的苗头，及早进行预防。

其次是预防糖尿病的并发症，对于诊断为糖尿病的患者，不要凭着感觉走，应该尽早治疗。

糖尿病的防治还要走两条道路，这两条路都要走，并且缺一不可：第一条路是生活方式干预（控制饮食，适当

运动），这条路大多数人都知道，但是大家往往容易忽略的是第二条路，那就是药物或胰岛素治疗。这两条路都很重要，对于药物或胰岛素，我们应该是该出手时就出手，一定要抢占先机，在恰当的时候及时应用药物或胰岛素，这样才能远离糖尿病带来的伤害，才会在健康大道上越走越宽。

治愈糖尿病的两个最佳时机，
早知道早抓住

治愈糖尿病？没看错？这是真的？

对，这就是真的，你没看错，糖尿病可以被治愈！但是必须明确：不谈条件的治愈糖尿病都是耍流氓！

"治愈糖尿病"，这五个字相信一定伤了很多糖尿病病友的心，而且还伤人很深、害人不浅，对不对？我没说错吧！当你再看到这几个字，现在一定是小心翼翼、戴着批判的眼镜来看这个话题。

的确，到今天，仍然还有很多广告、很多不法诊所和医院，大张旗鼓地宣扬不控制饮食、只要吃他们提供的药物（那一定是要花掉很多很多的钞票才可以的），吃上一定的时间，糖尿病就会被治愈。病友们谁不希望快快摘掉自己糖尿病的帽子，不再受这个讨厌家伙的约束呢？于是乎为了健康，花再多的钞票也值得，可是经过一段时间才发现，上当了，钞票白花了，最关键的是健康损坏了！

所以病友只要记住一条就能不被欺骗，那就是"不谈条件的治愈糖尿病都是耍流氓！"，只要是说不控制饮食糖尿病可以被治愈，那就是骗人的！

原因解析：土地与小草的故事告诉您为什么治愈糖尿病要谈条件。

"野火烧不尽，春风吹又生。"这首诗只要上过小学的都会吟，甚至连没上过学，经历过苦难岁月的病友们也会懂。草的生命力很顽强，有土的地方，条件（水、阳光）一旦满足，就可以茁壮生长，拔掉它、烧掉它，如果一段时间不去打理，还会生长。

要想它不长，只有从三个方面着手，第一，消灭土壤，把土地表面铺上混凝土，这感觉不可行；第二，阻断小草生长的条件，断水、断阳光，可以做，但有难度；第三，防止小草长得根深蒂固，在小草一冒尖的时候就把它消灭掉，这需要定期巡视和打理。

人体和糖尿病的关系就如同土壤与小草的关系。身体就如同土壤，糖尿病就如同小草。"一个巴掌拍不响"，糖尿病也是一个多因素导致的疾病。通俗点说，糖尿病需要内外夹击或是里应外合才能致病，家族成员里有患糖尿病的，那就提示这些人身体本身有容易发生糖尿病的潜质（医学上称为遗传易感性），如果再加上不良的生活习惯（久坐少动、饮食不规律等）等（医学上称为环境因素），糖尿病或许就悄悄地成长起来，这就是遗传因素＋环境因素的力量，形象地说这就是里应外合。

身体授之于父母，无法改变，改造这个糖尿病滋生的"土壤"是不现实的，至少目前的医学做不到这一点；那只能阻断外在的条件，把糖尿病适合生长的条件都去除了（比如说管好嘴、迈开腿等），让糖尿病无法生长；同时还需要定期"巡查"（这就是常说的定期监测），及早发现糖尿病的苗头，把它扼杀在摇篮里。这样说大家就明白为什么治愈糖尿病是要讲条件的吧。

机不可失：治愈糖尿病，合适的时机如何寻

糖尿病是一种进展性疾病，进展性的意思就是疾病是逐渐加重的，进展到中期、后期，即便是顶级医生配合顶级的医疗资源，也是无法治愈的。

早期（第一次诊断糖尿病的时候）或前期（血糖已经出现异常，但还没有达到糖尿病诊断的标准），是可能治愈糖尿病的最佳时期。所以把握时机对治愈糖尿病十分关键。

如何把握？简单地说，就是要尽早发现糖尿病的"成长轨迹"。具体如下：

满足以下任何一个或一个以上条件的成年人（大于18岁）被定义为：身体本身有容易得糖尿病的潜质，有糖尿病遗传易感性的成年人（医学上称为糖尿病高危人群）。

1. 年龄大于等于40岁。

2. 告知曾经或当前有血糖异常的存在。

3. 超重（体重指数大于等于24千克／米^2）或肥胖（体重指数大于等于28千克／米^2）或中心性肥胖（男性腰围大于等于90厘米，女性腰围大于等于85厘米）。

4. 久坐的生活方式。

5. 一级亲属中（父母、子女以及同父母兄弟姐妹）有糖尿病家族史。

6. 有巨大儿（新生儿出生体重大于等于4千克）生产史或妊娠糖尿病病史。

7. 有高血压病史。

8. 有血脂异常史。

9. 有冠心病病史。

10. 有使用激素引发糖尿病的经历。

11. 多囊卵巢综合征患者。

12. 长期使用抗精神病药物或抗抑郁药物治疗的患者。

儿童及青少年中（小于等于 18 岁）易患糖尿病的高度危险信号为超重或者肥胖且合并下列任何一种情况：

1. 一级或二级亲属中（祖父母、外祖父母、叔、伯、姑、姨、舅）有糖尿病病史。

2. 身体存在与胰岛素抵抗相关的情况，如黑棘皮病（颈部等处皮肤粗糙发黑，感觉像没有洗干净一般）、高血压、血脂异常、多囊卵巢综合征。

3. 母亲怀孕时有糖尿病病史或诊断为妊娠糖尿病。

对于成年糖尿病高度危险人群，应尽早进行糖尿病筛查。

筛查年龄：所有等于或大于 40 岁的成年人都应该进行糖尿病筛查。对于儿童及青少年的糖尿病高度危险人群，应该从 10 岁开始筛查。

筛查频率：首次筛查结果正常，应该至少每 3 年重复筛查一次。

筛查方法：空腹血糖检查简便易行，是常规筛查方法，但条件充许时，尽可能行糖耐量试验（包含空腹血糖及服糖后 2 小时血糖）。如发现血糖异常，就要立即行动起来，采取合适的方法，这是治愈糖尿病的最佳时机之一。

治愈糖尿病的最佳时机之二就是，当没有任何不舒服的症状，体检发现血糖升高（血糖包括空腹及饭后血糖，切不要忽略饭后血糖）；或是有口渴、喝水多、小便多、体重减轻等症状时，需要及时就诊，如被医生诊断为糖尿病，不要怀疑和抵触，这时也是治愈糖尿病的最佳时机，切不可错失良机。

措施得当：治愈糖尿病，合适的办法有哪些

锲而不舍，金石可镂："合理膳食、适量运动"，说简单点就是"管好嘴、迈开腿"，对于超重、肥胖的同志，减轻体重很重要。相信这些不说你也知道，就是执行起来有点困难，坚持起来有点痛苦，但是这些对于糖尿病的治疗而言很重要，也是必不可少、要坚持一辈子的做法。

降糖药物，各显神通：合适的药物，比如说二甲双胍、阿卡波糖等"传统老药"，以及二肽基肽酶 –4 抑制剂

（如沙格列汀、西格列汀等）、胰高血糖素样肽 -1 类似物（如艾塞那肽、利拉鲁肽）等"降糖新贵"，这些药物各自有各自的招数和套路，各显神通，通过不同的办法，纠正在调整血糖的过程中身体出现的问题，使血糖调节在这些药物的监控下在一定程度上恢复正常。因此在糖尿病前期或是糖尿病早期，有些患者认为吃药副作用大，自己的身体还可以抗一抗，把吃药的问题往后拖一拖，其实这就失去了药物治愈糖尿病的机会。这时应该遵照医嘱规律治疗、定期监测，就有可能获得治愈糖尿病的希望。

大胃变小胃，治愈糖尿病：手术治疗糖尿病可以说是捡了个"漏"，是个意外发现。这种手术已经有多年历史，被称为胃旁路手术（也可以称为胃转流或胃空肠吻合术），形象点说就是把胃变小，再让食物改道走个捷径（不经过十二指肠，直接由变小的胃到达空肠）。因为它有很好的减肥效果，所以用来治疗严重肥胖的患者。后来发现一些很胖的同时又有 2 型糖尿病的患者，手术以后不但体重减轻了，而且糖尿病也好转了，有些甚至可以不用降糖药，血糖也能够控制得很好，糖尿病被治愈了。这引起了大家的广泛关注，由此国内外一些医院也开始在一些糖尿病患者，特别是重度肥胖的糖尿病患者身上开始实施这项手术。这项手术不同于其他外科手术，阑尾炎手术把阑尾切除就好了，可这肥胖手术并不一定真正切除了糖尿病的"根"，术后健康生活方式仍然是必需的。

胰岛素，赶跑新发糖尿病：对于"新"糖尿病患者，高血糖对身体的"迫害"时间还不长、还不算严重，只要能够及时去除高血糖这个"敌人"，比如用胰岛素把血糖恢复到正常，这样被"伤害"的身体就有机会重返健康，这就是糖尿病被治愈的奥秘所在。因此"新人"从一开始就使用胰岛素，也未必就是坏事。

防骗秘籍

特别提醒，谁说治愈糖尿病不需要控制饮食、不需要运动就能治愈，那都是骗人的。

永不放松：治愈糖尿病，但糖尿病还会卷土重来

治愈糖尿病，就是糖尿病前期或是糖尿病病友仅仅依靠饮食和运动的方法，在不吃药物、不打胰岛素的情况下，血糖仍然在正常范围内。

由于身体内患糖尿病的内在因素还存在，只是去除了患糖尿病的外在因素，这样内外不能联合，不能内外夹击，糖尿病就被打败了、赶跑了。

然而由于引起糖尿病的内因还在，目前医疗手段无法改变我们的机体，因此这个治愈糖尿病，严格意义上说只能称之为"临床治愈"，这和大家想象中的治愈或许有一定的差距。

因此处于"糖尿病治愈期"的患者依然不能掉以轻心、放松警惕，还要坚持健康饮食和锻炼，尽量延长这个治愈期限（一般可以有几个月到几年不等），因为糖尿病时刻都在寻找机会，随时还有"杀"回来的可能。

是谁伤害我于无意间

糖尿病病友拥有了"甜蜜",往往就意味着更容易受到伤害。然而这个最容易伤害你的人,不是你的家人、朋友、同事或是你的医生,而是你自己,常常是你自己,于不经意间伤害了你自己。

久病不能成良医,别让聪明反被聪明误

大家先来看看这个发生在我们身边的故事。

吴大姐是个心细之人,平时很注意糖尿病相关知识的积累和学习,与糖尿病"战斗"多年,积累了丰富的"斗争"经验,还常常主动给病友们传授降糖经验,碰到一些小问题自己也能处理。然而这几天正值春夏交替,天气变

换，吴大姐受了"风寒"，有点发热，自己吃了些退热药、感冒药，感冒症状减轻了，可是口渴症状却逐渐明显了。

吴大姐自己也是糖尿病的"老江湖"了，凭借多年的经验，知道这一定是血糖高了，果然血糖仪测得血糖18.6mmol/L。以前也碰到过血糖高的情况，把饮食控制控制，把现有的口服降糖药再加加量，往往就能解决问题，可是这次自己的这"两板斧"却没有奏效，口渴症状越来越重，而且开始呕吐、吃不下东西了，家人看到这种情况，赶紧把吴大姐送到医院，医生诊断糖尿病急性并发症酮症酸中毒，需要住院治疗。

住院期间医生停用了吴大姐所有的口服降糖药，改用胰岛素治疗，10天左右病情完全恢复，逐渐停用胰岛素，再次换回口服药治疗。吴大姐说："知道有糖尿病急性并发症这回事，但是自己当时就是没想到，看来自己的野路子还是不行呀。"

现在医疗水平提高了，但是糖尿病的急性并发症却一点没有减少。出现糖尿病酮症酸中毒这个糖尿病急性并发症，不仅血糖会增高，同时体内还会产生大量的酸性有害物质，继续口服降糖药物、增加药物剂量往往无济于事，甚至会加重病情、损伤身体。这时患者必须要停用所有的口服降糖药物，暂时使用胰岛素治疗，待病情恢复后再换回口服药物治疗。

从这个例子我们看出，医学是一门复杂深奥的学问，俗话说的"久病成良医"，其实是不全面的，"久病"至多了解一些常识经验，是难以胜任科班出身、历练多年的一名医生的学识和经验。在糖尿病治疗过程中，除了上面这个例子外，还存在很多情况，患者最好不要自己擅作主张、自行处理，以免贻误病情，甚至带来生命危险，最好去医院在医生指导下或是住院进行治疗，如血糖居高不下或是反复低血糖，或是血糖忽高忽低不稳定、波动很大，近期感觉较以往异样、身体感觉不适时，还是听听医生的建议为好。

世上并没有最好，别让完美主义害己误人

这也是发生在我们身边的真实故事。

陈先生单位体检时发现血糖明显增高，算是扣上了糖尿病的"帽子"。陈先生身处上海大都市，医疗资源丰富，专家教授很多，想着我有这么好的条件，一定要好好地加以"利用"，一定要找一个最好的医生，制订一个最好的治

疗方案。于是陈先生看过一个专家后，心想会不会还有更好的专家和更好的方案呢？于是频繁往返于上海各大医院，今天看这个专家，明天就换那个方案，花了钱、搞得自己疲惫不堪不说，血糖反而并不是控制得很理想。

其实，糖尿病目前已是一个常见病、多发病，医生在糖尿病治疗上已经形成了一整套规范化的治疗方案。由于糖尿病治疗药物种类很多，而且同一种药物还会有不同的品牌、不同的规格，因此不同的医生会结合各自医院的药物品种以及个人的临床用药经验，在糖尿病的药物治疗上略有不同，但是只要在内分泌科工作过一段时间，在糖尿病的治疗问题上基本上可以说是得心应手的，没什么问题。一般正规的、较大的医院的医生可以说都是"较好的"医生，所以糖尿病病友完全没有必要去东奔西跑，百里挑一。

在这里建议病友在医院的选择上采取就近原则，因为糖尿病的治疗不是一天两天，而是终身，所以就近、便捷是首先要考虑的问题。其次在医生的选择上，虽然不要求病友从一而终，但是也不提倡频繁更换，由于不同的医生对病情的了解程度不同，关键是不同的医生用药习惯可能也有所不同，就可能导致频繁地更换降糖治疗方案，这样十分不利于血糖的控制，因此建议病友根据自己的性格特点和感觉的偏好，一旦碰到和自己"对路"的好医生，最好就固定下来，和医生结对子、交朋友，这样每次看病的时候不仅可以节约时间，最重要的是可以根据病情特点进行有针对性的糖尿病教育及制订个体化的降糖治疗方案。

糖尿病不能被根治，别让甜言蜜语"忽悠"了

让我们再来看一个身边故事。

王大妈自从得了糖尿病以后，心里总是不甘心，认为现在科学这么发达，总想着糖尿病应该能被根治。前一阶段又在报纸上看到一个科技含量很高的药物，可以不控制饮食，只要坚持服药3个疗程，就能彻底根治糖尿病。于是王大妈二话没说就买来了药物，开始了"根治糖尿病"的治疗。

刚开始的时候，效果还真不错，测血糖确实十分理想，可没过多久就有问题了，王大妈开始频繁出现低血糖症状，甚至有一次出现了昏迷，家人赶快把她送到医院，住院观察了1周才完全恢复。原来这个"科技含量很高的药物"里加了一种名叫"格列苯脲"的药物，这是一种作

用很强的降糖药物，是不提倡老年人使用的。

在糖尿病门诊其实也会经常碰到类似的病友，拿着广告询问某个药物是真是假，或是想要购买广告中的药物。这些患者往往轻信某广告的宣传或某些病友成功的经验介绍，自己买药吃，不但病没有治好，反而耽误了有效的治疗，甚至给自己带来伤害。

糖尿病是一种终身性疾病，病友想"根治"糖尿病的出发点是好的，但是目前追求"根治"是不切实际的。作为糖尿病病友如何不被鱼龙混杂的降糖广告或是所谓的义诊、宣传、讲座"忽悠"了，其实识别起来也很简单，只要介绍宣传中有"根治""不用控制饮食""祖传秘方"等字眼，那肯定不可信；如果义诊、宣传、讲座的主办单位不是正规医院，那病友也要多个心眼，因为天上是不会掉馅饼的，这样的活动尽量不要参加，参加了也要立场坚定，别被甜言蜜语"忽悠"了。最后还是要忠告病友们，千万不要过分迷信所谓的"神药"，不要凭广告和虚假宣传吃药，贻误病情不说，关键有时还会引发生命危险。

新老糖尿病患者的体检表

　　糖尿病就像一把"杀人不见血的刀"，如果我们不好好地"管教和修理"它，它就会得寸进尺，慢慢地迫害我们的身体，导致一系列并发症，甚至危及生命。所以我们在对待糖尿病这个问题上，要"两手都要抓，两手都要硬"。一手就是糖尿病的治疗，包括饮食、运动、药物等。另一手就是糖尿病的"体检"，这有助于病友及时发现和了解糖尿病及其并发症的情况，并给予及时治疗，更好地战胜"糖魔"。

磨刀不误砍柴工

　　李大姐最近老是觉得提不起精神、没力气，抽血化验发现血糖高，知道得了糖尿病，于是就拿着血糖化验单来到了内分泌科找专科医生开降糖药。可是医生却没有立即给李大姐开药，而是开出了"一堆"检查单，这使得李大姐很是不理解，"血糖高不就已经可以诊断糖尿病了吗？直接开些药不就行了吗？到你们糖尿病专科就诊，怎么又要安排这么多各种各样'繁琐'的检查，又要抽血、验尿、查眼睛什么的，这些检查究竟有什么作用，可不可以'能免则免'呢？既然知道已经得上了这个病，还是赶快用药治疗，别再耽误时间了。"

门诊经常会遇见像李大姐这样的患者，认为糖尿病就只是血糖的问题。其实不然，糖尿病是一个很复杂的疾病，会影响到我们身体的每个"角落"，糖尿病会将"魔爪"伸向心、肺、肾、眼、足、血管、神经等部位，可谓是"无孔不入"，它不仅引发高血糖，还常常会并发高血压、高血脂、高尿酸、蛋白尿等，最终引起冠心病、脑血管病变、肾衰竭以及神经和眼底病变等。

对于初次诊断糖尿病，并不是只有血糖值就够了，还要了解是什么类型的糖尿病、病情的轻重、有没有合并其他疾病，所以要做"一堆"检查，这不是在白花钱，也不是在耽误工夫，俗话说的好，"磨刀不误砍柴工"，我们只有通过一系列的检查，才能做到"知己知彼，百战不殆"。

"新"患者需做检查

检查什么	检查时要注意什么	为什么要做这个检查
身高、体重	无特殊	制订糖尿病饮食计划，帮助选择降糖药物
体重指数	体重（以千克为单位）除以身高（以米为单位）的平方	
腹围	站立，两脚间距离与肩同宽，平肚脐水平绕腹一周	
空腹血糖	据前一天晚餐 8 小时以上，期间不要进食，可不必严格限制饮水	了解血糖水平，提供确诊糖尿病的依据，帮助选择降糖药物
餐后 2 小时血糖	吃第一口饭看表计时，2 小时后检测	
口服葡萄糖耐量试验（或馒头试验）	若血糖不正常又没有达到糖尿病诊断标准时进行此项检查：早晨空腹检测空腹血糖后，将 75 克葡萄糖粉溶在 300~500 毫升水里，5~10 分钟内喝完，或吃 100 克面粉（生重）做的馒头（熟重约 150 克，不能吃其他任何食物，可少量饮水），喝或吃的第一口时看表，2 小时后抽血检测血糖	
糖化血红蛋白	无特殊	了解近 2~3 个月的血糖情况

检查什么	检查时要注意什么	为什么要做这个检查
糖化血清蛋白	无特殊	了解近 2～3 周的血糖情况
胰岛素释放试验	方法同口服葡萄糖耐量试验或馒头试验	了解胰岛细胞功能状态，有助于糖尿病分型和药物的选择
C 肽释放试验		
胰岛细胞抗体	无特殊	有助于糖尿病分型
尿常规，包括尿糖、尿酮体、尿蛋白、白细胞	最好是晨起第一次尿	有助于糖尿病分型，了解肾脏情况，有无泌尿系感染及酮症
尿微量白蛋白或尿蛋白与肌酐比值	前者需要记录一天的总尿量	了解有无肾脏早期并发症
肝肾功能	肝功能要空腹抽血	了解肝肾情况，为合理选择降糖药物提供依据
血脂，包括胆固醇、甘油三酯、低密度脂蛋白、高密度脂蛋白	一般空腹抽血	如有异常，需使用降脂药物

检查什么	检查时要注意什么	为什么要做这个检查
血压	测量血压之前休息片刻，测量时手臂肌肉要放松，不要紧握拳头	如异常，要给予相应的治疗
眼底检查	无特殊	了解有无眼部并发症
心电图、心脏彩超	无特殊	了解有无冠心病及心功能不全
神经检查	无特殊	了解有无糖尿病周围神经病变
下肢血管超声	如下肢有不舒服症状选作	了解下肢血管情况

该花的钱还要花

"老"糖尿病病友也不能忽略定期体检。门诊经常有一些老病友觉得化验、检查很费钱，尤其是经济不好的、自费的或报销比例小的病友，到医院来总是希望医生给开些药吃就算了，而不愿意花钱做检查。

实际上，糖尿病的治疗并不是回家吃药那么简单，在病情监测上花钱是值得的。"糖尿病本身并不可怕，可怕的是糖尿病的并发症。"相信每个糖尿病病友对这句话都应该深有感触。糖尿病在没有并发症的时期，可以毫无症状，部分病友因此掉以轻心，最后可能发生失明、心脑血管意外、肾衰竭或失去一只脚，付出惨痛的代价。

所以"老"病友一定不要忽略糖尿病的定期体检，这个检查包括两个方面，一方面是了解糖尿病的控制情况，根据糖尿病控制指标的好坏适当调整下一阶段的治疗；另一方面是了解糖尿病并发症的情况，及早发现糖尿病并发症的"苗头"，在它还未站稳脚跟、根基不稳之际，就积极采取措施消灭它，延缓糖尿病并发症的到来。所以在日常生活中，这个定期体检绝对不容忽视。

"老"病友需做检查

检查什么	多长时间检查一次
身高、体重、腹围、体重指数	经常查
血压	经常查
空腹血糖、餐后血糖、随机血糖	经常查，必要时随时查
糖化血红蛋白	至少每 3~4 个月查 1 次
肝肾功能	至少每半年复查 1 次
胆固醇、甘油三酯、高密度脂蛋白、低密度脂蛋白	至少每半年复查 1 次

检查什么	多长时间检查一次
尿常规	至少每半年复查 1 次
尿微量蛋白或尿蛋白与肌酐比值	至少每年复查 1 次
眼、神经、足部检查	至少每年复查 1 次
胸片、心电图	至少每年复查 1 次或必要时
血管检查	至少每 4 年复查 1 次或必要时

控制目标要达到

　　检查结果出来后，糖尿病患者可参照下面这个控制要求，来看看自己哪些地方还不符合要求，从而和医生共同努力，使自己各项指标尽量达标，阻止糖尿病并发症的到来，享受快乐人生。

糖尿病患者相关检查项目的控制要求

检查项目		控制要求
血糖（mmol/L）	空腹	4.4 ~ 7.0
	非空腹	10.0
糖化血红蛋白（%）		< 7.0
总胆固醇（mmol/L）		< 4.5

检查项目		控制要求
高密度脂蛋白胆固醇（mmol/L）	男性	> 1.0
	女性	> 1.3
低密度脂蛋白胆固醇（mmol/L）	未合并冠心病	< 2.6
	合并冠心病	< 1.8
甘油三酯（mmol/L）		< 1.7
血压（mmHg）		≤ 140/80
体重指数（kg/m^2）		< 24
腹围（cm）	男性	< 90
	女性	< 80
尿白蛋白 / 肌酐比值（mg/g）	男性	22.0
	女性	31.0
尿微量白蛋白（mg/d）		30.0

糖尿病患者的住院问题

糖尿病是个终身病。生病住院，似乎天经地义，这终身病是一辈子的事，可总不能啥也不干，一辈子住在医院里治病吧。如果要住院，住一次两次医院，也不能把疾病治好，出了院以后还是糖尿病，这住院又有何意义？

没事不住院？

李伯单位体检，发现血糖 11.2mmol/L（正常小于 5.6mmol/L，大家应该没忘记吧），血脂也明显增高，医生给李伯下了糖尿病的诊断，鉴于李伯初次诊断糖尿病，医生建议李伯住院治疗，全面了解一下身体情况，制订一个比较全面的治疗方案，同时李伯也可以好好利用住院的时间，学习一下自己比较陌生的糖尿病知识。

但是李伯感觉自己身体好好的，能吃能睡，不需要住院。住院都是有重病，实在不行了才需要住院，没事住什么院呀，自己在家吃吃药把血糖降降就好了。

随后的日子李伯确实也没感到有什么大碍，庆幸自己不住院的选择是正确的。但是好日子不长，4 年以后李伯因为手脚麻木、恶心呕吐、眼底出血反复住了 3 次院，随后一年又突发心肌梗死，好在抢救及时，要不险些送了命。

李伯无知大意，有病不住院，门诊有时看病患者多，与医生交流时间短，部分检查不容易进行，很多问题不能得到很好地解决，这就使李伯过早地掉入了糖尿病并发症的"苦海"，还险些"报销"了自己。李伯如果一开始住院治疗，获取一些糖尿病的入门知识，全面了解一下身体状况，降血糖的同时再加上降血脂、抗凝血等方面的治疗，相信李伯的并发症会来得更晚一些。所以说有些糖尿病患者不是受害于疾病，而是受害于无知。

医院最安全?

张姨拿着自己的血糖化验单，神情沮丧，糖尿病的"帽子"就算是戴上了，这下感觉天都要塌下来了，什么都没意思了，从此自己就不再是一个健康人了，彻彻底底地成了一个患者，患者就应该住院，只有住院感觉才安全。

经过10天左右的住院观察治疗，张姨病情控制得很理想，医生说张姨的糖尿病属于早期，病情比较轻，身体各方面都很健康，没有合并其他并发症，回家通过自己的合理饮食、适当锻炼、规律服药、定期监测血糖、定期门诊看病就可以了，不需要长期住在医院，完全可以过和健康人一样的生活。

但是张姨却担心出了院自己的血糖高了或是低了怎么办？在医院有什么情况都会有医生和护士来处理，到家以后要是出现意外情况那该怎么办呀？所以很不情愿出院。

像张姨这样第一次知道自己得了糖尿病以后害怕、恐慌很自然，通过住院可以从某种程度上缓解这种情绪。新患者还应该充分利用住院这十来天的时间，通过和医生、护士、病友之间的交流，掌握一些糖尿病知识，这样回到家中就算有"险情"发生，自己也有对付它的武器，可以给自己当医生，大多数"险情"都可以自己排除，少数不能排除的"险情"再去住院解决，完全没有必要一辈子住在医院。

病友您听我说

糖尿病是个特殊的"家伙"，不像感冒、拉肚子，只要自己在家调养吃药，就能祛除病痛；也不像阑尾发炎，必须住院，来一刀才能了事；糖尿病必须家庭治疗和住院治疗相结合，才能很好地控制病情。那么糖尿病患者什么时候应该住院，住院都要做些什么呢？

三种情况要住院

两个第一：

第一次诊断糖尿病的患者，特别是第一次诊断的 1 型糖尿病患者要住院，目的是进行全面检查，进一步明确诊断，确定糖尿病分型，了解是否合并糖尿病并发症和其他病变，医生制订合理的治疗方案，观察治疗效果，患者则学会观察病情，掌握糖尿病基础知识。

第一次接受胰岛素治疗的糖尿病患者，包括所有 1 型糖尿病和部分重症 2 型糖尿病患者。医生决定最佳的胰岛素剂型和剂量，患者则要学会血糖监测，掌握胰岛素注射技术，会根据血糖监测结果自行调整胰岛素用量。

两急一慢：

两急包括所有糖尿病急性并发症患者，如糖尿病酮症酸中毒、糖尿病非酮症高渗性昏迷、乳酸酸中毒、严重低血糖昏迷者；急性应激情况，如糖尿病患者合并感染、手术、外伤、卒中、大出血、分娩、心肌梗死等特殊情况。这两急往往起病急、进展快、病死率高，若抢救不及时，治疗不恰当，往往有生命危险，所以不宜门诊或家里治疗，应该住院，目的为缓解症状，抢救生命。

一慢，有严重糖尿病慢性并发症的患者，如合并比较严重的糖尿病肾病、糖尿病眼底出血、痛性神经病、顽固性腹泻、足部坏疽、心血管病变等。目的是全面检查和了解病情，医生制订合理治疗方案，观察治疗效果，患者则进一步学习应对相关并发症的知识。

高低不稳：长期血糖居高不下或是反复低血糖，或是血糖忽高忽低不稳定、波动很大，治疗效果又差的糖尿病患者。目的是全面检查及严密监测，医生患者共同努力，找出血糖居高不下的原因，调整治疗方案，对症下药，消除导致血糖波动的各种诱因，使血糖得到平稳控制。

住院同时别忘学习

对于糖尿病患者来说，治病、学习同样重要。住院就是一个很好的学习机会。平时感兴趣的、不懂的、无暇顾及的许多问题，此时基本都可以得到解决。

住院期间，糖尿病患者通过与医护人员和病友的交流，可以对饮食、运动、口服药物、胰岛素及血糖监测等有一个全面了解和认识，学会早期识别糖尿病的一些"险情"，主要是低血糖反应，能够早期及时识别它，迅速采取措施，有效地让自己脱离"险境"。接受胰岛素治疗的患者，还可以学到专业、正规、细致的胰岛素注射方法，充分了解操作要领、注意事项等。有些病友自己总结的防病治病的小窍门、小方法，可以和大家一起交流，也是很有借鉴作用的。同时，患者还可利用住院这段时间，养成良好的生活、卫生习惯，如戒烟、限酒，注意足部护理，避免并发症的发生等。总之住院期间随时有问题，随时都可以找人现场解决，千万不要放过这么好的学习机会。

糖尿病就像是孙悟空头上的紧箍咒，一旦戴上，想摘掉可就难了，就要终身相伴。只要充分了解和掌握糖尿病的秉性，不要让自己触犯了"戒律"，不给唐僧念咒语的机会，这样就算有糖尿病这个"紧箍咒"戴在头上，自己也就不会有什么苦头吃了。

播"种"治疗糖尿病

　　近几年来，糖尿病治疗领域可谓是"捷报"频传，媒体接连报道说山东、北京、上海、重庆等地的大型医院均通过播"种"的方法，成功地治愈了数例糖尿病患者。这些被"治愈"的患者不再需要吃药或是打针，血糖和糖化血红蛋白也能够控制得很好。这充满了诱惑，又一次点燃了治愈糖尿病的希望。糖尿病能够被治愈的梦想曾经被一次次地打破，这次糖尿病患者又该如何面对这个播"种"治疗呢？

播"种"治疗全接触

　　播"种"治疗，医学上称之为干细胞移植治疗。这个治疗其实并不是什么新的技术，以往主要用于治疗白血病，现在也试着用于治疗糖尿病。干细胞形象地说就像"种子"，它可以生长发育成我们身体中的很多种细胞，当然也可以长成能够分泌胰岛素的细胞，这正是糖尿病患者所需要的。既然是播"种"治疗，那么全过程也就要分成三步走了。

首先是选"种"。干细胞常常是呆在家里不出来，它的家就是我们的骨头，所以我们可以到家里去找它；也可以想办法让它从家里出来，到外边去找它。这样我们就有两种方法来选"种"，一是给骨头打针，从骨头里抽出骨髓，挑选出我们需要的干细胞，一般都选择髂骨（在臀部上方），这些是在麻醉以后进行的，所以不会感到疼痛，称之为骨髓干细胞移植。再就是用药物促使干细胞动起来，从骨头中跑出来，进到血管里，然后让血液流过特殊的机器，把干细胞筛选出来，将剩下的血液再回输至体内，这被称为外周血干细胞移植。理论上说骨髓干细胞移植，收集到的干细胞数量会多一些，"种子"多了自然效果就会好一些；外周干细胞移植不用给骨头打针，所以对患者来说痛苦小一些。

其次是播"种"。播种前肯定要先犁犁地，所以在播种干细胞前，患者还要经历化疗，也就是使用一些有毒性的化学药物。化疗的作用就是把体内的可能影响到干细胞生长的坏东西都清除掉，但是与此同时也可能对身体其他部位，如肝脏、肾脏、生殖系统产生或大或小的影响。接下来就是把收集到的干细胞通过一个动脉导管运送到到胰腺组织中。

最后就是收获。干细胞在胰腺组织里"生根发芽"长成能够分泌胰岛素的细胞，分泌胰岛素，帮助控制血糖。但是最终收成如何（三种结局分别是脱离胰岛素、药物或胰岛素减量、没有效果），还是要看"种子"（干细胞）和"土壤"（自身情况）的条件。

是治疗，不是治愈

干细胞移植是治疗糖尿病，不是真正意义上的治愈糖尿病，或称之为"临床"治愈，这点通过前面内容的讲述，大家应该能够理解了。治愈一个疾病必须治本，只有祛除病因，才能达到根治效果。病毒或是细菌感染引起的感冒，只要清除了病毒或是细菌，感冒就会痊愈；阑尾发炎引起的肚子痛，只要把阑尾割掉，肚子就不会再痛。目前尽管有关糖尿病的研究很多很多，但是糖尿病到底是怎么引起的，只能说个大概，具体怎么发生的，还没人能够说得清，糖尿病还是个病因不明的疾病，所以说目前的糖尿病治疗大都停留在治标不治本的阶段。播"种"治疗也不例外，从现在短期的数据来看也只是大约 1/3 的患者有程度不同的治疗效果，能够从中受益。

此外，理论上讲，多数情况下自体的干细胞移植只能达到缓解病情的目的，而并非治愈，无法克服疾病的复发问题。现有的国内外数据也说明了这一点，一些移植后不需要使用胰岛素治疗的患者，随着移植以后时间的延长，有些患者又不得不重新捡起了胰岛素。

但是我们也要看到干细胞治疗目前看也不失为是一个糖尿病治疗的可选方案，毕竟它可以使部分患者在一定时间内脱离胰岛素或是胰岛素减量，改善了血糖的控制。

治愈糖尿病的路就在前方

干细胞移植治疗目前在 1 型和 2 型糖尿病中都有成功案例，但是对年龄不是很大、糖尿病患病时间短、自身胰岛功能较好的患者，效果可能会更好些。如果准备进行干细胞移植，一定要到正规医院，以免受骗上当。干细胞移植还需要患者具备一定的经济基础，因为移植费用需要 5 万～10 万，堪称是一种"富贵"疗法，但却不一定是一分价钱一分货，不能完全保证治疗有效。

国内干细胞移植的相关报道称短期之内未发生并发症，但国外有研究说在 23 例干细胞移植患者中有 3 例后来出现了内分泌功能障碍疾病（如甲状腺功能减退等），有 9 例出现精子减少症。因此移植会带来什么样的并发症，还有待长时间的观察，患者需要有这方面的思想准备。

尽管目前我们还没有找到治愈糖尿病的"终极武器"，但是却要看到近几年我们对糖尿病的病因研究越来越深入，应对糖尿病的方法也越来越多，相信通过我们的共同努力，治愈糖尿病的路就在前方。

大胃变小胃，能否治愈糖尿病

"废除糖尿病的'终身制'，彻底治愈、根除糖尿病，从此不再受它的束缚和牵制"，这是每个糖尿病患者愿望。但是，就因为这个美好的愿望，使得糖尿病患者难抵诱惑，没少受骗上当，最终愿望变成失望。

时下，对于手术治愈糖尿病的好消息，糖尿病患者更是将信将疑、雾里看花。那事实究竟如何？让我们一起来看看。

手术治愈糖尿病并非空穴来风

手术治疗糖尿病可以说是捡了个"漏"，是个意外收获。这个手术已经有很多年的历史了，被称为胃旁路手术

（也可以称为胃转流或胃空肠吻合术，英文缩写是GBP），形象点说就是把胃变小，再让食物改道走个捷径（不经过十二指肠，直接由变小的胃到达空肠）。盛装食物的胃小了，消化食物的道短了，因此它有很好的减肥效果，所以用来治疗严重肥胖的患者，后来发现一些很胖的同时又有 2 型糖尿病的患者，手术以后不但体重减轻了，而且糖尿病也好转了，有些甚至可以不用降糖药，血糖也能够控制得很好，这就引起了大家的广泛关注，由此，国内外一些医院也开始在一些糖尿病患者身上实施这项手术。

但是，就目前的结果来看，还不能过早地说治愈或是根治糖尿病。首先，做手术的糖尿病患者不是百分之百地被"治愈"了，还有一些只是血糖得到改善，没有被"治愈"，这些患者只是减少了降糖药物或是胰岛素的剂量；其次，还缺乏对那些"治愈"患者的长期观察，数十年以后是什么结果，糖尿病会不会"复发"尚不可知；最后，这个手术能够治疗糖尿病的真正原因目前尚不可知，现在还没人敢说这个手术真正切除了糖尿病的"根"。

手术并非人人适合

不论是哪一种手术，对身体都是一个创伤，并不是毫无危险，也不是没有手术并发症。想必有手术经历的人都会有这样的感受，术前谈话中罗列的手术危险和并发症那是一大堆，而且个个分量都不轻，就像是过了一趟鬼门关。所以做手术必须要慎重，不能说做就做。

目前认为严重肥胖，同时伴有 2 型糖尿病的患者是适合做手术的。那么怎样才算是严重肥胖呢？最简单的方法就是用体重指数（英文缩写为 BMI）来衡量，就是用体重（以千克为单位）除以身高（以米为单位）的平方。

此外，接受手术的患者还要满足年纪不能太大、糖尿病病史不能太长、胰岛功能尚好、胃肠功能正常、能够耐受手术等条件。对于 1 型糖尿病患者做这个手术不是很适合，对于不肥胖的 2 型糖尿病患者一般也不首先推荐手术治疗，如果你真想尝试，一定要想好了再做。

心怀希望，珍爱自己

尽管目前糖尿病的确切病因尚不明确，对糖尿病的治疗也只是治"标"而未治"本"，但是如果你患了糖尿病，也请不要自认倒霉，因为生活中各种不好的事往往是不可避免的，我们唯有调整自己，保持一个乐观的心态，才能过得开心，活得有滋有味。如果你患了糖尿病，要给自己信心，相信糖尿病终将能够被治愈，但也请你不要盲目，对待糖尿病，要"智斗"而不要"强取"。

在此，还要建议咱们每一个人，不论有或是没有糖尿病，都要有健康的生活方式，包括均衡的饮食和适当的运动，以保持我们的身体的健康状态，做到防患于未然，让自己远离糖尿病的伤害。这从某种意义上说，才是"根治"了糖尿病。

吃的"彩虹法则"

午休吃午饭的时候到了，同事小王来到李姐的办公室，"李姐，咱们单位附近新开了一家饭馆，听说味道很好，咱们一起去尝尝吧。"这可是触到了李姐的痛处，李姐何尝不想去尝尝鲜，但是自从李姐戴上了糖尿病的"帽子"后，就觉得不能再外出就餐了，只能忍痛割爱谢绝了小王的邀请。

一天的工作结束了，李姐晚上回到家里开始准备一家人的晚饭，儿子看到晚饭又是吃苦瓜，皱皱眉，撅着嘴，"妈妈，怎么晚上又吃这个呀？"听了儿子的埋怨，李姐心里其实也不舒服，大家都说糖尿病是吃出来的病，这个不能吃，那个也不能吃，所以李姐在吃上面可是没少犯难，这糖尿病患者到底能吃什么？怎么吃才能既拥有健康又享受美味呢？

糖尿病 = 孙悟空头上的"紧箍咒"

"民以食为天，吃是人生一大乐趣，可糖尿病却要控制饮食，我可真倒霉！"不少糖尿病友在心里都会有这样的感慨。糖尿病在这些病友的眼里就像个"大枷锁"，锁住了美味、锁住了乐趣，有些病友往往还走极端，采用"饥饿疗法"，有的甚至听说有些食物能降糖，就天天只吃这些东西，不注意营养均衡，致使体质下降，抵抗力降低，合并症依旧过早地落在了自己的头上。

其实，糖尿病并没有要求大家必须要这样做，是病友们冤枉了、曲解了糖尿病。与其说糖尿病是个"枷锁"，倒不如说它是孙悟空头上的"紧箍咒"更为确切。得了糖尿病，戴上这个"紧箍咒"，和平常人其实没什么不同，依旧具有享受七彩生活的权利，只不过是身边又多了个"健康督察员"，随时提醒病友要保持健康的生活方式。如果你的生活方式不健康，特别是吃得不健康，那"唐僧"可就会念咒语，血糖可就要发飙了；如果你"活得好、吃得好"，那么这个"紧箍咒"也就只是个头上的装饰而已，能和你和平相处，不会向你发难。

什么都要吃一点，什么都要少一点

大自然赋予我们七彩的食物，为何病友的食谱却只有单一色彩。俗话说："五谷为养，五畜为益，五果为助，五菜为充。"这告诉我们病友健康的饮食是什么都要吃一点，因为没有一种天然食物能包含人体所需要的各类营养素，能为我们提供健康生存所需要的一切营养物质。

五谷杂粮即主食，是人体赖以生存的主要食物，含有丰富的碳水化合物和纤维素，是供养人体能量的主要来源；五畜即动物性肉食，能提供人体所需要的蛋白质、脂肪、无机盐和维生素等，每天进食适量的肉、蛋、奶、鱼等食品，有益于人体的健康；五菜五果即蔬菜水果，能提供丰富的维生素、矿物质及膳食纤维，人体亦不可缺少。

因此，在餐桌上我们应该遵守"彩虹法则"，丰富食物种类，做到平衡饮食，不偏食，食物品种越杂越好，色彩越丰富越好。每餐多样化的食物不仅可以满足每日营养的需要，同时越杂的饮食，消化吸收所需要的时间也就越长，这对糖尿病病友而言不仅有助于消除饥饿感，而且有助于降低餐后血糖。

古人早就有"饥伤肠、饱伤胃"的说法，所以我们在选择了什么都要吃一点的同时，还要知道身体对各种营养物质的需求也是有一定限度的，过少，营养不良，生活没有质量；过多，营养过剩，体重增加，不利于血糖控制。因此，这就要求我们什么都要少一点，做到"均衡"。

日常生活中病友可以按照个人的需要，如年龄、劳动情况、健康状况的不同，做到饮食有节，既不暴饮暴食，也不饥饿失度。

掌握技巧，既饱口服，又保健康

糖尿病患者平衡饮食的同时，还要掌握好吃的技巧，这样才能更好地控制血糖，减少、延缓糖尿病并发症的发生。

细嚼慢咽，拥有健康：进食速度过快往往容易进食过量，使人容易发胖，所以进餐时不要匆匆忙忙，而要慢慢品味，每口食物咀嚼 20～30 下，把每餐进餐时间控制在 15～30 分钟左右。

先菜后饭，平稳血糖：我国膳食指南认为每天每人至少应摄入 500 克的瓜果蔬菜。果蔬含有丰富的膳食纤维，而膳食纤维对糖尿病患者尤为重要，有利于帮助机体保持酸碱平衡，促进大便通畅，减少胆固醇吸收，降低心血管疾病的发生率。蔬菜最好的吃法是在进餐时，以大叶蔬菜为首选，吃完 100 克的蔬菜后再吃其他食物，这样可以充分发挥蔬菜中膳食纤维的包裹作用，有利于降低餐后血糖。

饭前喝汤，胜过药方：吃饭前，先喝几口汤或一点水，等于给消化道加点"润滑剂"，使食物能顺利下咽，同时还起到稀释胃酸、减少胃容积的作用，从而有助于防止进食过量。饭后喝汤，会越喝越胖。因为吃饱再喝汤，把胃撑得越来越大，胃口也就越变越大，加上汤中有很多脂肪和热量，会使摄取的营养过剩，从而导致肥胖。

吃得七彩，活得精彩

糖尿病其实并没有大家想象得那么可怕，只要你了解它，认识了它，就会觉得它其实并不可怕。有了糖尿病，依旧能像健康人一样生活、工作、学习，既不会影响你的生活质量，也不会影响你的寿命。

饮食治疗是糖尿病治疗的基础，但糖尿病饮食并不是让病友饥饿或是什么都不能吃。糖尿病只是时刻提醒大家、督促大家、帮助大家选择健康的生活方式。在病友制订饮食计划时应该什么都要吃一点，来点"彩虹原则"；同时什么都要少一点，遵循"适度原则"。相信有糖尿病的日子一样可以吃得七彩，活得精彩。

八条建议，供您参考

1. 目前没有任何食疗秘方被证明可以治疗糖尿病，请不要相信，也不要散播类似"吃某某食物能够降血糖、治疗甚至治愈糖尿病"的言论。

2. 各种搜索引擎上检索到的食物治疗或治愈糖尿病的信息大半都不靠谱，请斟酌。

3. 请不要喝含糖饮料，除非在发生低血糖的情况下。

4. 水果在血糖控制平稳的情况下，可以有选择地在两餐之间吃，新鲜水果是不错的选择。但请不要以过滤后的果汁代替水果，因为滤过了大量纤维素及果胶，这些都是减缓血糖升高的重要物质。

5. 多选择"血糖负荷"低食物，推荐蔬菜、水果、全谷类食物、豆类及乳制品。

6. 对于碳水化合物（主要是主食），应该同时关注它的质和量；对于脂肪，质远比量重要，不饱和脂肪酸优于饱和脂肪酸，尽可能减少反式脂肪的摄入，这些信息很多可以从食物的包装上读取。

7. 建议每周至少吃鱼（尤其是多脂鱼类，如三文鱼）两次。

8. 任何饮食模式都必须和运动配合。

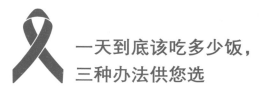

一天到底该吃多少饭，三种办法供您选

世间规律，"全则必缺，极则必反"。储满食物的房子往往容易招来鼠患，摄入食物太多的身体，往往容易招来病患。

糖尿病就是"吃出来"的疾病，糖尿病患者只要"好好地吃"，吃得"好"了，血糖才有可能接近正常水平，糖尿病的并发症才可能不来找麻烦。

每天都在吃什么？

人体每天需要从食物中摄取七大营养素：碳水化合物、蛋白质、脂肪、水、无机盐、维生素、膳食纤维。其中只有碳水化合物、蛋白质、脂肪会产生热量，而水、无机盐、维生素、膳食纤维是不会产生热量的，但也在人体内具有重要的功能。

碳水化合物：按其化学结构，碳水化合物大致可分为三种：单糖类（葡萄糖、单糖、半乳糖）、双糖类（蔗糖、乳糖、麦芽糖）和多糖类（淀粉、糊精）。这几种碳水化合物，按其在体内被吸收的速度，单糖最快，其次为双糖，多糖吸收最慢。

单糖及双糖除一部分存在于天然食物（如蜂蜜、果酱、水果）中外，大部分以人工制品的形式存在，如葡萄糖和蔗糖（红塘、白糖、各种糖制点心）。单糖及双糖由于只能提供热能而不具备其他营养素，且在体内吸收速度快，所以糖尿病病友应该避免食用，应该以多糖类代替单糖、双糖。多糖类食物来源主要是谷类、薯类、根茎类食物（土豆、藕、山药、芋头等），它们在体内不能直接被吸收。

1克碳水化合物可产生4千卡的热量，糖尿病病友的碳水化合物需要量应占总热量的50%～60%，即五成到六成。

值得一提的是，碳水化合物的组成不同，其升糖效果亦不同，一般来讲干豆类升糖力度小于谷类，谷类升糖力度小于根茎类（包括薯类），粗粮升糖力度小于细粮，所以糖尿病病友在定量的范围内可用适当的粗粮代替细粮。

蛋白质：是人体的重要物质基础，维持人体的生长发育、更新和修复、构成具有重要活性的物质，如各种酶、激素、抗体等，人体每天必须从食物中摄取足够量的蛋白质以满足机体的需要。

蛋白质可以分为动物蛋白质和植物蛋白质。动物蛋白质也称优质蛋白质，主要来源于瘦肉、鱼虾、蛋、乳等；植物蛋白质来源于主食（如谷类）、豆类和坚果类（如花生、瓜子、榛子）。大豆及其制品中的蛋白质虽是植物蛋白质，但也可算做优质蛋白质。

1克蛋白质可产生 4 千卡的热量，正常人每日所需蛋白质大约每千克体重 1 克，在身体所需总热量的三大产热营养素中蛋白质所占比例为 15% ~ 20%。

脂肪：主要包括动物脂肪和植物脂肪。动物食品中的脂肪和动物油（猪油、牛油、羊油）含有较多的饱和脂肪酸。硬果类中的脂肪叫植物性脂肪和植物油（花生油、豆油），含有较多的不饱和脂肪酸。

为了预防动脉粥样硬化的发生、发展，脂肪摄入不仅要注重量，更应该注重质，以摄入不饱和脂肪酸为主，因此糖尿病病友应控制脂肪和胆固醇（主要来源于动物内脏和蛋黄）的摄入量，炒菜油应以植物油为主，尽量少吃油煎炸的食物。

1克脂肪可产生9千卡热量，比蛋白质、碳水化合物所产生的热量高，故在糖尿病病友的定量食谱中，花生、瓜子需要限量吃，因为它们所含的脂肪较高，提供的热量也较多。

水：水是生命的源泉，人的生命一刻也离不开水，水是生命的必需物资。糖尿病患者不能因为多尿而限制饮水，一般成人每天需水2500毫升以上，糖尿病患者每日需水应有所增加，约3000毫升左右（6~8杯），当合并心肾功能不全时应适量限制饮水。

无机盐：可以分为常量元素（钾、钠、钙、镁）和微量元素（如铁、锌、铬、碘、硒）。与糖尿病病友关系比较密切的无机盐有钠、钙、铬、锌。钠，主要食物来源为食盐。为避免高血压和脑动脉硬化，糖尿病病友应限制钠的摄入，饮食宜清淡，每天的盐应控制在6克以内。钙，主要食物来源为牛奶、奶制品、豆制品，为防止骨质疏松，糖尿病病友应增加钙的摄入，有条件者每天的食谱中应有奶制品。锌，主要食物来源为动物性食品。铬（尤其是三价铬），主要食物来源为啤酒、酵母、牛肉、肝脏、粗粮、蘑菇等。

维生素：可分为水溶性维生素（如维生素 C、B 族维生素，主要食物来源为新鲜蔬菜、水果）和脂溶性维生素（维生素 A、维生素 D、维生素 E、维生素 K）。糖尿病病友应摄入充足的水溶性维生素。

膳食纤维：是一种不被人体吸收的多糖，具有通便、延缓葡萄糖吸收、降脂的作用。其主要食物来源为蔬菜、粗粮。

精打细算吃多少

一天到底该吃多少饭？

向右走，控制饮食嫌麻烦，反正有药来管控，放开肚皮随便吃，常常使血糖控制不佳，要不了多久并发症就会向你招手，向右走方向错误，不可取。

向左走，过度节食不敢吃，血糖是不升高了，但是时间长了，营养不良、糖尿病酮症就来了，向左走方向错误，不可取。

走正中路线，平衡饮食是正道。如何做到平衡，咱们可以用细算法来计算每日的食物数量。

细算法糖尿病饮食治疗三部曲

第一步：确定每日饮食总热量

●首先计算标准体重，评价体重

标准体重（千克）＝身高（厘米）−105。

体重指数＝体重（千克）／身高（米）的平方

体形的判定方法表

评价体重	判定方法	
	方法1：标准体重	方法2：体重指数
正常	实际体重在标准体重范围内10%	18.5～23.9
消瘦	实际体重低于标准体重10%	＜18.5
超重	实际体重高于标准体重10%	24.0～27.9
肥胖	实际体重高于标准体重20%	＞28

●计算每日总热量

糖尿病患者的热量需要量取决于4种因素：身高、体重、年龄、劳动强度。

总热量＝标准体重（千克）× 每日每千克体重所需量

成人糖尿病热能供给量参考

评价体重	劳动强度 [千卡 / （千克·天）]			
	卧床	轻体力劳动	中体力劳动	重体力劳动
正常	15～20	30	35	40
肥胖	15	20～25	30	35
消瘦	20～25	35	40	40～45

注：超重按肥胖计算

● 举例实战演练

糖尿病病友王先生：男性，45岁，身高175厘米，体重85千克，办公室工作。

1. 标准体重：标准体重（千克）＝身高（厘米）－105

175－105＝70

2. 评价体重：（实际体重－理想体重）÷理想体重×100%

（85－70）÷70×100%＝21%

超出标准体重的20%，为肥胖

3. 体重指数：体重（千克）／身高（米）的平方

$85÷1.75^2＝27.76$

在24.0～27.9之间属于超重，按肥胖计算

4. 劳动强度：办公室工作＝轻度体力劳动

5. 每日所需总热量计算：标准体重 ×25（查成人糖尿病热能供给量参考表格）

$$70 \times 25 = 1750（千卡）$$

第二步：确定各营养要素的比例

●三大营养素所产生的热能及占总热量的比例

三大营养素所产生的热能及占总热量的比例

营养素	每克产生热量（千卡）	约占食物总量百分比
碳水化合物	4	50%~60%
蛋白质	4	15%~20%（或每千克体重摄入0.8~1.0克）
脂肪	9	20%~30%（或每千克体重摄入0.6~1.0克）

●三大营养素每日食用克数

三大营养素每日食用克数计算公式

营养素	计算公式
碳水化合物（克）	每天总热量 ×60%÷4
蛋白质（克）	每天总热量 ×15%÷4
脂肪（克）	每天总热量 ×25%÷9

●举例实战演练。

继续糖尿病病友王先生：男性，45岁，身高175厘米，体重85千克，办公室工作。

每日所需营养要素的比例：

碳水化合物 = 1750×60% = 1050÷4 = 263（克）

脂肪 = 1750×25% = 437.5÷9 = 49（克）

蛋白质 = 1750×15% = 262.5÷4 = 65（克）

每日所需摄入碳水化合物263克，脂肪49克，蛋白质65克。

第三步合理热量分配

少食多餐对糖尿病患者而言是一种很好的饮食习惯，一日至少三餐，定时定量，千万别落下一顿饭，切不可某一餐吃得特别多，而某一餐又饿肚子，这样很容易引起血糖的大起大落。早中晚三餐可按1/5、2/5、2/5或1/3、1/3、1/3进行分配。

●举例实战演练。

继续糖尿病病友王先生：男性，45岁，身高175厘米，体重85千克，办公室工作。

⊕ 全天用烹调油25克，盐6克。

早餐

参考食谱 1	豆浆（鲜豆浆 250 克）	花卷（标准粉 50 克）	杏仁豆腐（杏仁 5 克，豆腐 50 克）
参考食谱 2	牛奶（鲜牛奶 250 克）	咸面包（面粉 50 克）	拌黄瓜（黄瓜 50 克）
参考食谱 3	牛奶（鲜牛奶 250 克）	馒头（标准粉 50 克）	拌黄瓜（黄瓜 50 克） 煮鸡蛋（鸡蛋 50 克）

午餐

参考食谱 1	米饭（大米 100 克） 素炒圆白菜（圆白菜 100 克）	炒肉丝海带（瘦肉 50 克，湿海带 100 克） 丝瓜鸡蛋汤（丝瓜 50 克，鸡蛋 50 克）
参考食谱 2	葱花饼（标准粉 100 克） 凉拌红萝卜（红萝卜 100 克）	炒辣椒肉片（瘦肉 50 克，辣椒 150 克） 黄瓜虾皮紫菜汤（黄瓜 50 克，虾皮 5 克，紫菜 2 克）
参考食谱 3	米饭（大米 100 克） 排骨海带（排骨 100 克，湿海带 100 克）	素炒小白菜（小白菜 200 克）

加餐

参考食谱 1: 桃 100 克	参考食谱 2: 苹果 100 克	参考食谱 3: 芦柑 100 克

参考食谱 1	馒头（标准粉 100 克） 蒜蓉拌豇豆（豇豆 150 克）	汆丸子萝卜（瘦肉 100 克，红萝卜 150 克）
参考食谱 2	米饭（大米 100 克） 汆丸子冬瓜（瘦肉 100 克，冬瓜 150 克）	凉拌豆腐（豆腐 100 克）
参考食谱 3	发面饼（标准粉 100 克） 素炒绿豆芽（绿豆芽 100 克）	炒三丝（瘦肉 50 克，青笋 75 克，青椒 75 克） 榨菜汤（榨菜 15 克）

加餐

参考食谱 1： 草莓 100 克	参考食谱 2： 橙子 100 克	参考食谱 3： 梨 100 克

食物互换供挑选

为了避免饮食单调，可运用食物互换法。在食物互换表中能产生 90 千卡热量的食物重量，我们称之为 1 份食物。

为什么把 90 千卡换算成 1 份呢？这个问题问得好。那是因为生活中许多食物自然的大小都和 90 千卡搭上了关系，如 1 份食物 = 一个大鸡蛋 = 一根香蕉 = 一个小苹果 = 50 克瘦肉 = 半碗米饭。在使用食物互换法，最好在同类食物中进行交换，如粮食换粮食，肉类换肉类等，以保持食物均衡。

产生90千卡热量的1份食物重量估计

食物种类	粮食	蔬菜	水果	肉蛋鱼、豆制品	牛奶	烹调油
重量	25克	500克	200克	50克	160毫升	10克

●举例实战演练。

继续糖尿病病友王先生：男性，45岁，身高175厘米，体重85千克，办公室工作。

确定每日所需总热量：前面我们通过计算王先生每日所需总热量1750千卡，大家如果忘记了可以再看看前面的内容。

确定食物交换总份数：食物交换总份数＝每日所需总热量÷90。那么王先生的食物交换总份数＝1750千卡÷90千卡＝19.44份≈19份

确定营养素份数分配

三大营养素每日食用份数计算公式

营养素	计算公式
碳水化合物（份）	＝每天总份数×60%
蛋白质（份）	＝每天总份数×15%

123

营养素	计算公式
脂肪（份）	＝每天总份数 ×25%

王先生每日所需的三大营养素的份数分别为，碳水化合物份数 ＝ 19×60% ≈ 11 份；蛋白质份数 ＝ 19×15% ≈ 3 份；脂肪份数 19×25% ≈ 5 份。

确定食物的份数分配：不仅谷类主食中含有碳水化合物，蔬菜、水果、薯类中也有。主要提供蛋白质的食物有豆乳类、瘦肉、鱼、蛋类，但同时瘦肉、鱼、蛋类中又含有不少脂肪。因此还要将三大营养素转化成具体的六大类食物。

六大类食物的交换份数确定

食物种类		相应份数
主要提供碳水化合物的食物	蔬菜类	＝ 1 份
	水果类	＝ 1 份
	谷薯类	＝碳水化合物份数－蔬菜份数－水果份数
主要提供蛋白质的食物	豆乳类	＝ 2 份
	瘦肉／鱼／蛋类	＝蛋白质份数－豆乳类份数

食物种类		相应份数
主要提供脂肪的食物	油脂类	2 份
	瘦肉／鱼／蛋类	＝脂肪份数－油脂类份数

王先生每天的各类食物份数分别为：蔬菜 1 份；水果 1 份；谷薯类 9 份，豆乳类 2 份，油脂类 2 份，瘦肉／鱼／蛋类 4 份。

计算六大类食物时，为了便于交换，也可以采用表格查询的办法。一样可以得到上述的结果。

不同每日总热量饮食的各类食物交换份分配

总热量（千卡）	谷类（份）	蔬菜（份）	肉类（份）	乳类（份）	水果（份）	油脂（份）	合计（份）
1000	6	1	2	2		1	12
1200	7	1	3	2		1.5	14.5
1400	9	1	3	2		1.5	16.5
1600	9	1	4	2	1	1.5	18.5
1800	11	1	4	2	1	2	21
2000	13	1	4.5	2	1	2	23.5
2200	15	1	4.5	2	1	2	25.5
2400	17	1	5	2	1	2	28

确定食物的每餐分配：原则仍然同前所说，每天必须保证早、中、晚三餐；全天食物按照早 1/3、中 1/3、晚 1/3，或早 1/5、中 2/5、晚 2/5 分配；加餐量可占总热量的 5%～10%，并从正餐量中扣除。

根据王先生情况，每日三餐的分配，早餐 19×1/5 = 4 份，午餐 19×2/5 ≈ 7.5 份，晚餐 19×2/5 ≈ 7.5 份；或早餐 4 份，午餐 7.5 份，晚餐 7 份，睡前加餐 0.5 份；或早餐 3 份，上午加餐 1 份，午餐 7 份，午餐后加餐 0.5 份，晚餐 7 份，睡前加餐 0.5 份。

确定每日每餐的食谱：将交换份换为具体食物，做到每餐营养均很搭配。

粗算也比不算好

有些读者可能一下不容易掌握细算的方法，其实也不难，可以在每天的实践中不断学习，熟能生巧。还有一种粗算法，较为简单，糖尿病患者也可参考使用。大体上，一天主食 5～6 两；蛋白质摄入"四个一"，一两瘦肉、一杯牛奶、一个鸡蛋、一两豆制品；蔬菜不严格限制。

●主食估算（碳水化合物：谷、薯、豆类、水果、含糖多的蔬菜等）。

根据劳动强度估算主食量

劳动强度	全天主食量
休息者	200～250 克
轻体力劳动者	250～350 克
中体力劳动者	350～400 克
重体力劳动者	400～500 克

●副食品中蔬菜不限量。

●蛋白质每日每千克体重 0.8～1.0 克，其中每日主食可以提供 25～50 克的蛋白质。

●脂肪约 40～50 克。

●肥胖患者应严格限制总热量，选用低碳水化合物、低脂肪、高蛋白饮食，每日主食 200～250 克，副食中蛋白质 30～60 克，脂肪 25 克。

提供四条建议

训练目测能力：刚开始对食物可以先猜猜它的重量，然后再称量验证，久而久之也就成了"火眼金睛"。

称量"生"的食物：在饮食疗法中提到的食物重量均

指的是"生"食物的重量，此外我们不吃水果的皮和核、鱼骨和内脏、花生壳等，因此在称量的时候只称吃进嘴里的食物重量。

允许小的偏差：在食物的克数上不需太认真，比如算出来食物是 100 克，那就必须 100 克？99 克或 101 克都不可以？这是完全没有这个必要的。

吃饭您说了算：很多患者都会问"我能不能吃面条？""我能不能吃馒头？""我能不能吃……？"最合适回答的可能不是医生，而是您自己。医生告诉了您每天要吃的总量和原则，具体吃什么就要由您自己来摸索、把握。

最简单的办法就是，吃完了，测测血糖，因为不同的人对每种食物的反应不同，看看自己吃了这种食物以后对血糖影响有多大，血糖升高了多少，观察一下食物和血糖之间的关系，总结一本自己专属的"饮食经"。

六个关于吃的问题

喝酒的问题：糖尿病病友长期饮酒，既易发生低血糖，又可加重高血糖。前提是一般不提倡饮酒。当血糖控制良好，无糖尿病并发症，肝肾功能正常，非肥胖，无急性并发症，可适量饮酒。但一周内不超过2个"酒精单位"。

需要知道：1g酒精产热量7千卡。

啤酒360毫升为1个酒精单位；干红150毫升为1个酒精单位；白酒45毫升为1个酒精单位。

零食的问题：饥饿是糖尿病的一种症状，随病情改善会逐渐减轻，应尽量控制吃零食。零食以低热量、高容积食品为宜，如黄瓜、西红柿等。坚果类应限量吃，如瓜子、花生、核桃等。

水果的问题：病情控制理想时可吃。在空腹血糖 < 7mmol/L，餐后血糖 < 10mmol/L 时认为病情控制理想。吃水果的时机应该放在两次正餐中间，这时血糖较低，不易引发高血糖，同时也可预防低血糖。

水果种类应选择低糖水果。每天总量应小于200克。含糖高的水果有香蕉、荔枝、柿子、红枣、桂圆、葡萄等。含糖低的水果有草莓、猕猴桃、苹果、梨、柚、橘子、李子、杏、西瓜等。

进食水果所产生的热量要在每天摄入的总热量中扣除，也就是说，如果吃了水果，正餐的食物要适量减少。

饥饿的问题：开始饮食控制时都会有不同程度的饥饿感，很多人刚开始可能灰心丧气地认为"这辈子就要这么饿下去了"。可以肯定地说不会的，只要坚持2个星期左右，长的也就2~3个月，只要坚持，肚子就会作出调整，适应现在的饭量，不再感到饥饿，同时也会收获稳定的血糖。

开始饮食控制时，不要急于求成，逐步过渡；多吃粗粮、杂粮及蔬菜，以增加对饥饿的耐受；初期控制饮食时需注意预防低血糖的发生。

喝粥的问题：煮熟、煮烂的食物以及含水多的食物容易消化吸收，血糖升高的速度也快，如进食稀饭后血糖升高速度快，而米饭、玉米饼消化慢，其碳水化合物释放葡萄糖的速度也慢，所以血糖升高的速度也慢。有人认为喝稀饭如同喝糖水，所以血糖控制不好的糖尿病病友应改变喝稀饭的习惯。

吃豆的问题：适量进食豆制品（豆汁、豆腐等）确实对健康大有好处，豆制品不含糖，并不是说它不会转化为糖，只是转化的较慢（大约需3小时），最终也转化为葡萄糖，导致血糖增高，特别是对于老年人和糖尿病病程长者，若不注意而大量食用过多地植物蛋白，会造成体内含氮废物过多，加重肾脏负担，使肾功能进一步减退。合并蛋白尿者，最好禁食豆类，蛋白摄入尽量以鱼、禽等白色肉类为主。

吃饭口诀记忆

合理膳食

戒烟限酒

吃干不吃稀

吃粗少吃精

吃冷不吃热

多鱼少红肉

多样不单一

节日餐桌，试试左手吃饭

　　提起过节，很多糖尿病病友可能就开始发愁了。特别是春节，这可是咱们老百姓最看重的一个节日了。

　　过年的这几天里，人们往往会"放开手脚"、痛痛快快地来他个过年七天乐。感受着喜庆的气氛，面对着各式佳肴，常常会让你"一不小心就多吃了一点"，但这也会让糖尿病病友的血糖摆脱往日"束缚"——升起来。

特殊的"处方"

　　李先生去年的春节就是让自己和血糖都过了个年，七天下来，血糖升到了十几，体重也长了两三斤，后来花了两三周的时间才让血糖、体重一"返"常态。

这眼看今年的春节又要到了，李先生知道自己可能还是会难抵诱惑，难道就没有什么好办法让自己"不知不觉地少吃一点"吗？

医生给李先生开出了一个很特别的"处方"，不需要花一分钱，不需要增加药物，也不需要增加运动，只要变化一下吃饭时的细节，就可以满足李先生的要求。这个"处方"很简单，谁都能办到，就是在吃饭的时候换个手吃饭，也就是平时习惯用右手吃饭，那么就换到左手吃饭；如果平时习惯用左手吃饭，那就换到右手吃饭。

那么，这个"处方"真的管用吗？

细节变化，不是处方胜似处方

李先生最初也是将信将疑，但是灵不灵，试了才知道，况且就算是不灵，也不会给自己带来什么损失。

小小的一个细节变化，李先生坚持下来，结果真的是让血糖一如既往，没有升高，同时糖尿病患者不希望出现的体重增加也没有在李先生身上发生。这个"处方"还真是很灵。

原来，由于熟能生巧的缘故，我们用惯用手吃饭，信手拈来、动作麻利，碰到美味佳肴，往往会胃口大开，暴饮暴食，不知不觉就把胃里塞得满满的。如果换一只手吃饭，咱们就会感到不习惯，这样，吃饭的动作自然就不是很麻利和方便，吃饭速度自然而然就慢了下来，不再会狼吞虎咽，而是不紧不慢、慢条斯理，就不会一不小心地多吃了。

此外，换了手吃饭，我们的注意力就会集中在怎么样用好筷子上，而分散了对美味菜肴的关注，这样高涨的食欲自然就会被降降温，吃的东西也就不知不觉地少了许多。

其实生活中类似的例子很多，改变一下生活中的小细节，我们就会有不小的收获。如我们把饭后喝汤改成饭前喝汤、狼吞虎咽改成细嚼慢咽，吃饭时先吃些绿叶蔬菜等，都会有助于血糖的控制。

思维转换，不是良药胜似良药

糖尿病病友常常会感到得了糖尿病以后，这也需要改变，那也需要改变，往往过得不开心。

其实，大可不必这样，变化也没什么不好，因为糖尿病，生活会要求你改变一些生活细节和习惯，这样虽然生活中少了一些东西，但同时又会多了一些原来所没有的东西；会少了一些原有乐趣，但会增加新的兴趣和爱好，同时还会结识新的好朋友。

所以转化一下想法，你就会拥有新的快乐，快乐才是这世上最好的良药，心气顺了，疾病既然也就好了一半。

又是一年春来到，让我们以新的变化、新的思维迎接新的一年吧。

"一三五七"，一起做运动

有没有糖尿病，每天的运动都是必不可少的。这个理其实谁都知道，但到了要动真格的时候，真要运动了，可能借口也就来了，什么"今天天儿不好，不能出去""今天有点累，休息休息，明天运动吧"

有些病友甚至认为"运动锻炼比吃药麻烦多了，不运动多吃点药不也是一样嘛"。

都说运动好，但不知道运动到底为什么好，我们今天就"钻"进自己的身体里看看，运动对于糖尿病患者到底有什么好处？彻底明白了这个理，或许就有动力去运动了。

运动，为血糖打开了大门

身体里的细胞平时都是大门紧闭，血液中流动的葡萄糖想进去，必须要由胰岛素这把钥匙把门打开才行。胰岛素早就跟细胞约定好了，没有胰岛素来开门的时候门是不会开的。

前面我们说过最常见的 2 型糖尿病，主要是因为胰岛素累了，想歇歇了。这时门外的葡萄糖就算再多，如果没有胰岛素开门，血中葡萄糖也不能进入细胞里，葡萄糖在细胞外就会越堆越多。

但是做运动以后，情况就大大不同了：

★运动本身可以消耗能量，降低血糖。

★运动可促进肌肉组织的血液循环，还能够在肌肉细胞的"院墙"上多建造几扇血糖进入的大门。

★运动可以唤醒"萎靡不振"的胰岛素，给胰岛素增添新的活力，督促它赶快去开门。

★运动能减轻体重，这就使得体内众多组织细胞能够主动招呼胰岛素给自己打开血糖的大门。

也就是说，通过运动，这不但胰岛素开始开门了，而且还增加了不少的门，使得血液里的葡萄糖呼啦啦地很快就进入了细胞内。

通过运动，能够在一定程度上减少降糖药或胰岛素的剂量，同时还能收获降低血糖的效果。

运动以后，看到身体内部一派繁荣景象，拥堵在血管里、细胞外的血糖很快就被疏通完毕，真是让人快活的一件事。

除了对血糖的影响之外，运动还能增强心肺功能，加强骨骼的柔韧性、预防和治疗骨质疏松，调节血压。运动可谓是不需要成本、最廉价的糖尿病治疗方式。

运动，有氧无氧需分辨

了解了运动的这么多好处，那我们应该怎么运动呢？应该进行什么样的运动呢？是有氧运动好，还是无氧运动好？

什么！你还不知道？那现在赶快来好好说说这个问题。

我们呼吸，一呼一吸就是为了吸入氧气，呼出二氧化碳，吸入的氧气进入血液，通过心脏的不断跳动，使得携带氧气的血液得以流遍全身。

在运动程度不是很剧烈的时候，氧气供应充足，这时的运动就是有氧运动。有氧运动产生的"废物"主要是二氧化碳，二氧化碳很容易被呼出体外。说直白点，就是有氧运动后身体内不会有"垃圾"堆积，不会产生"污染"效应。

在剧烈运动时，氧气需要量猛增，当氧气运送量超过心肺的极限时，就无法满足此时运动对于氧气的需要，导致肌肉细胞氧气供给困难。这时身体就启动无氧运动"模式"。无氧运动会产生出乳酸，越大量的乳酸堆积在细胞内，就会造成越严重的"污染"效应，不仅无益，反而有害。一场剧烈运动之后感到肌肉酸痛，其实就是这个乳酸在"捣鬼"。

这么一说，相信你就明白该做什么运动了吧，对了，要选择有氧运动。有氧运动的模范代表就是快走和慢跑。合适的运动强度就是做有氧运动，运动强度过强就进入无氧运动。

如何寻找和判断合适的运动强度，请继续往下看。

运动，记住"1357 原则"

糖友的运动可简单概括一下，有一个"1357 原则"，即运动通常安排在餐后 1 小时进行，每次运动至少 30 分钟，每周至少运动 5 次，运动时每分钟的心跳次数不超过运动前心率的 70%（一般达到运动前心率的 150% ~ 170%，即有效心率范围）。

运动时间最好控制在 30 ~ 60 分钟，时间太短，达不到运动的效果；时间太长，则运动量过大、强度过强，反而适得其反。

对于运动时心跳的要求，有些糖友可能不是很明白。强度合适的运动是要让心率持续保持在"有效心率范围"内，并坚持一段时间。

那么怎样用心率计算适宜的运动强度呢？

一般可在运动结束后立即数脉搏，可以数 15 秒，然后乘以 4 得出每分钟心率。

咱们举个例子说明一下：老王运动前的心率是 80 次 / 分，达到 150% = 80 + 80 × 50% = 120 次 / 分钟，不超过 70% = 80 + 80 × 70% = 136 次 / 分，所以老王运动后心跳在 120 ~ 136 次 / 分就是运动"有效心率范围"，就比较合适了。

如果老王运动后心率超过 136 次 / 分，运动就可能过于剧烈了，会进入无氧运动状态，造成不良后果，应适当降低运动强度；如果心率小于 120 次／分，那运动强度太小，达不到应有的治疗效果，应适度加大运动强度。

对运动量大小·还有一个简单的评估方法，就是运动时感觉有点费力，心跳和呼吸加快但不急促，身体微微发热、出汗，尚能够连贯地说话，也说明活动强度达到了标准。

如果活动后气喘，说话不能连贯，或是第二天疲乏无力、腰酸腿痛、没精神，那么运动就过量了，下次运动时就要减少运动强度了。

糖尿病患者进行有氧运动可消耗能量，这样会使血糖降低，因此，在训练过程中有氧运动是运动的主要方式，如快走、慢跑等。

相比有氧运动，抗阻训练更能优化和提高糖尿病患者骨骼肌的抗氧化能力，可以帮助维持一种低氧状态，这样就能促进患者胰岛素抵抗降低。因此，两种锻炼可以互补。

在无运动禁忌时，糖尿病患者每周最好进行 2 次抗阻运动，锻炼肌肉力量和耐力，如举哑铃、仰卧起坐等肌肉训练。联合进行抗阻运动和有氧运动可获得更大程度的代谢改善。

　　运动贵在安全，糖尿病患者在运动中应该注意预防低血糖及意外损伤；运动贵在有效，选择合适自己的运动和合适的运动强度尤其重要；运动贵在坚持，持之以恒尤为重要。

糖友运动，记个日记

"我有一本小小的日记，装着一串美好的回忆……"正如歌中所唱，日记能够把记忆留存，回味深远，愈久弥真。

但是，对于糖尿病病友来说，日记却有着更深层次的内涵和意义。要想管理好糖尿病，单纯依靠医生是远远不够的，更重要的还是要依靠自己。

管理糖尿病，可以说是从做好记录，也就是写好糖尿病日记开始的，如血糖日记、饮食日记、运动日记等。通过随时记录，每日情况都尽在掌握之中；通过记录日记，了解自己，管理自己，经营健康。

在糖尿病管理的"五驾马车"中，其中运动是不可缺少的，它也是一剂最廉价、"绿色"的、最棒的降糖药物，每个糖友都应该试着写下自己的运动日记，总结分析自身的运动情况，这样有助于帮助自己坚持运动，并且能够更有计划、有规律、合理地进行运动。

通过日记这样的方式，不断总结，糖友们就会知道什么样的运动对自己更合适、运动多长时间最佳等，从而更好地管理自身的糖尿病。

硬逼才行

在内分泌科门诊，经常会有人很困惑地问："大夫，我已经吃了这么多的药，打了这么多单位的胰岛素，怎么我的血糖还是控制不住、降不下来呢？"接下来，再一询问，疑惑打消了。大多数情况都是饮食运动压根就没做到。

也有一些患者会说"我饮食、运动都做了，可是血糖就是控制不好？这又是为什么呢？"一般遇到这种情况，我会建议和鼓励这些患者写"运动日记"，把每天的运动、进餐情况都记下来。用不了几天，就会发现问题，自己所谓的"运动饮食都做了"就是三天打鱼两天晒网，敷衍了事，并没有真正地达到要求、做到位。

糖尿病不同于其他疾病，光靠药物治疗是远远不够的，按嘱用药的同时，必须还要"管好嘴、迈开腿"，管好能量的"入口"，打开能量的"出口"，做到"吃动两平衡"，否则再好的药物也难以奏效。

"合理膳食、适量运动"的健康理念虽然人人皆知，但是有舒适安逸的"本能"作怪，要真想使糖友们"动"起来，那是要经过一番"斗争"才能做到的。写写运动日记，就是"逼"自己的一个办法。记录自己每周做了什么运动、达到了什么效果、血糖是什么样的。通过这种方式，自己的运动情况一目了然，在这个事实面前，再没有什么理由去找托词了，只能硬逼着自己"动"起来。

拉帮结派

"一个篱笆三个桩，一个好汉三个帮。"运动和写运动日记一样，需要"拉帮结派"。

很多糖友偷懒，嫌麻烦，不愿动笔；或是觉得自己文笔不好，不愿意写运动日记。咱们都有一个"从众"心理，如果几个病友在一起，一个写了，其他人也会相互影响，动笔记录。大家经常在一起相互鼓励和交流，相信运动日记也会越记越精彩。

此外，通过和朋友一起锻炼，会更好地和朋友沟通交流，不仅能增近朋友间的感情；而且还可以使锻炼更加有计划和有规律。有同伴们的"约束"和"牵制"，运动再不是个人行为了，就变成了有组织的行动。要是不想运动，就会有人"拽"着你去运动；要是哪天想偷懒，也会有人"不同意"。通过同伴间的鼓励、交流、竞争和指点，使锻炼变得不再痛苦和枯燥，慢慢地会让你体会到运动的魅力，那时不让你去锻炼你可能都会着急的。

日记样例

记录运动日记，不仅有助于提升运动依从性，还可以根据自己的年龄、病情及身体承受能力等情况，定期评估，适时调整运动计划。

糖尿病运动日记记录其实很简单，不需要写下太多的言语，也不需要很好的文笔，下面推荐一种表格式运动日记供糖友们参考，糖友们也可在此基础上完善记录内容，更好地进行糖尿病管理。

日记样例

日期：		天气：
运动前	运动情况	运动后
是否存在不适合运动的情况（如有，请注明且不要运动）	运动项目： 开始时间： （请注明餐后几小时）	是否存在身体不适的情况（如有，请注明）
心跳： 次／分钟		心跳： 次／分钟
血压： mmHg	结束时间：	血压： mmHg
血糖： mmol/L （可选）	总的运动时间：	血糖： mmol/L （可选）
	是否存在身体不适情况（如有请注明）	
	心跳： 次／分钟	

备注：不适合运动的情况

● 血糖控制非常不好（空腹血糖大于＞14mmol/L）或血糖控制不稳定时。

● 高血压，收缩压在 180mmHg 以上时。

● 发生心律不齐或心绞痛等心脏疾病时。

● 经常有脑供血不足的情况，如时而有昏迷、头痛时。

● 发生严重的视网膜病变时。

● 糖尿病足时。

- 因为肾脏功能障碍，出现蛋白尿、水肿时。

- 合并各种急性感染，如发热时。

- 腿痛；膝关节、踝关节功能障碍时。

- 新近发生血栓时。

4

糖尿病，多管齐下把控好

降血糖如同行走江湖，"白衣师傅（医生）"传予武功（知识），授予兵器（药物和胰岛素），糖友们开始行走江湖，有些用了药，没效果；有些用了药不但没效果，反而还出现了不良反应；看来降糖药物或是胰岛素并不像想象的那么简单，这里面有门道。江湖险恶，武功过不过硬，能不能在江湖上立足，还要经得起检验。血糖的监测也是有规则和套路的，不过这些稍加学习，就能掌握。

降糖药，用还是不用

按理说，"用不用降糖药"这个问题本不是什么问题，因为答案不商量、很肯定——该用就要用，用了肯定要比不用好。

但是这个问题却让每一个初次与糖尿病"牵手"的患者感到相当纠结。很多糖友常常是秉着眼见为实的"严谨"态度，立场很坚定，斗志很昂扬，要把"不用药"作为终极目标，一定要亲自拿自己做试验，看看不吃药到底行不行。

不用药，简单的事情复杂了

每天在出门诊的过程中，都会遇到不少初次诊断糖尿病的患者，他们问得最多的问题是"糖尿病什么不能吃？糖尿病要怎么吃？"，这说明"病从口入"这个理念的确是深入人心。认识到这一点很好，为糖尿病的治疗打好了基础。但是殊不知，"请神容易送神难"，病已经让您"吃"出来，您现在说不"吃"了，就想把它送走，世上有这么好说话的"恶人"吗？

孙妈妈带着儿子小刘来看病，小刘今年 32 岁，是个"大块头"，单位体检发现空腹血糖 8.9mmol/L，小刘没有任何症状，父母也没有糖尿病。用咱们现学的知识应该要考虑糖尿病了。孙妈妈说，这家里没人得糖尿病，再查查别查错了。

如果没症状，单次血糖增高的确需要再复查一次，如果两次都达到糖尿病诊断标准，那就肯定能贴上"糖尿病"这个标签了。

结果出来了，空腹血糖 9.6mmol/L，进餐后 2 小时血糖 15.3mmol/L，糖化血红蛋白 9.1%。糖化血红蛋白反映了近 2～3 个月的血糖情况，正常情况下应该小于 6.3%。

糖尿病最早期、最常见的是没有症状，所以不管有没有症状，只要两次的检查结果达到糖尿病诊断标准（空腹 ≥ 7mmol/L，或进餐后 2 小时血糖 ≥ 11.1mmol/L），就能诊断糖尿病。

这么看来，小刘得了糖尿病是肯定的，而且小刘的血糖高也有些时日了，接下来就该对症下药了。可是孙妈妈深知"是药三分毒"的警示，"药物伤肝肾，他就是太胖了，回去好好减肥，少吃饭、多运动，药不是什么好东西，能不吃就不吃，这药吃上就停不了！"

对于疾病，我们所做的一切努力，就是要重获健康并保持健康。可是总有人会忘记初心，舍本逐末，偏执、顽固地把"不用药"当做终极目标，他们可以忍饥挨饿，甚至饱尝苦痛，但当医生建议他们吃药，尤其是长期用药，却比什么都难。

其实，只要用药的获益大于弊端时，实在没必要刻意排斥医生指导下的合理用药。糖尿病患者必须终生用药，这决定于疾病本身，而不是药物。反而是在很多时候，由于"早用药"改善了病情，最终能实现"少用药"，甚至相当长一段时间"不用药"。

这些医生的逆耳良言，患者往往不愿意听。再苦口相劝，说得太多了，或许就背上了"医生就会滥用药，这里面一定有猫腻"的锅。

孙妈妈和小刘决心已定，不吃药，回去少吃饭。罢了罢了，希望如愿。

大约两个月后母子俩又来了，小刘瘦得不是很明显，但是没什么精神，血糖不降反而升高了不少，最近两天吃不下饭，感觉还想吐。这看来有点像糖尿病急性并发症——糖尿病酮症酸中毒的节奏，之后的检查验证了我的猜测，赶紧住院吧。本来吃个药很简单的事，却变得复杂了。

用不用药，依势而为

很多糖友可能会说，小刘的情况比较特殊，这其实很真实的反映了大家的一种想法——发生在别人身上的事，不会落在我头上。

很多糖友说我没吃药，不也好好的吗；还有些糖友见"好"就收，吃两天药，血糖"好了"，就停药，血糖不好了，就继续吃药，总之摆出了要和"终身吃药"斗争到底的决心。

总的说来，疾病有其自身的发展规律，对于糖尿病，我们可以推迟它的发生、延缓它的进展，甚至可以在短期内逆转、康复。但如果把糖尿病放在漫长的时间跨度里，从宏观、大处着眼，它一定是呈现从无到有、由轻到重的趋势。我们要做的，是顺应当下的状态，依势而为，从早期的饮食运动来预防疾病，到药物的使用来治疗疾病，而不是干螳臂当车的傻事。

选个"脾气相投"的降糖药

我国每十人当中就有一人患有糖尿病，而这个数目还在以极快的速度迅速增加。应对糖尿病的口服降糖药物种类繁多，名称五花八门。糖尿病患者如何去看待一个口服降糖药物的好与坏呢？

我的地盘我做主

各种口服降糖药物，只要能在市面上销售，就说明它一定有其存在的理由。

口服降糖药，其实就像是一个人的"伴侣"。因每个糖尿病患者病情、工作性质、饮食规律不同，所需要"伴侣"的"性格特点"也就不同。只有选择了"脾气"与你相投的"伴侣",才能和你一起同仇敌忾,降住"糖魔"。

张先生是一家公司的推销员,体形不胖,被诊断患有糖尿病。开始吃的是格列本脲,每天早晨吃一次。因为工作的原因,中午或晚上不能定点吃饭,经常发生低血糖。有一次昏倒在路上,幸亏路人相救,否则后果不堪设想。

在医生的建议下,张先生换用了瑞格列奈,这种药物被称为餐时血糖调节剂,也就是吃饭前立即吃,不吃饭就不吃,这样张先生基本上没再因进餐延误而受低血糖之苦,血糖控制也逐渐趋于平稳。

所以说,你的地盘你做主,只要是适合你的,对你来说,那就是最好的降糖药物。

"英雄"不以贵贱论

很多糖尿病患者一来医院,就常常要求医生要用最好的降糖药,价格再高也无所谓,只要能很快把血糖降下来就行了。在他们看来,价格越贵的药物,那肯定是越好的药。那么价格真的是评价降糖药优劣的标准吗?

王女士今年四十出头,是"坐办公室的",身体逐年发"福",为了减轻体重,可是没少费心思,先后服用过多种减肥药和减肥茶，不是没有效果，可是体重降了没多久，就又恢复成从前的模样。

　　更令其苦恼的是，单位体检，王女士又被诊断为糖尿病，同时还有高血脂症。医生根据王女士的具体情况，给她选择了盐酸二甲双胍片。王女士在饮食控制和运动的基础上服用二甲双胍片（注：每片为 0.25 克），每天三次，每次两片，每个月的花费在 20 元左右。几个月下来，不仅血糖得到了满意的控制，血脂也有明显下降，更让王女士高兴的是体重竟然下降了 8 千克。乐得她逢人便夸"这个药太好了，真是物美价廉的好药"。

　　所以说"英雄"不以贫贱论，价格不能作为评价降糖药物好坏的标准。

英雄败北，缘于用兵不当

　　李大妈今年 65 岁了，近来经常感觉口渴、尿多、没精神，去医院检查发现得了糖尿病。医生根据李大妈的情况——老年人、主要是餐后血糖增高，选择了阿卡波糖片，这样既可以降低餐后血糖，又很少发生低血糖，对于李大妈来说是比较好的而且又比较安全的一个治疗方法。

但是服药 1 个月后，李大妈的症状没有明显好转，血糖也是纹丝未动，一点没有变化。这是怎么回事呢？是这种药对李大妈没有效果吗？

　　李大妈带着疑问找到了医生，相互交流中发现，原来李大妈虽然是一天三顿药，顿顿都没落，但是李大妈觉得药物在饭后服才不伤胃，所以就自己做主，将原本应该随着第一口饭一起嚼碎了吃的药物放在了饭后服。因为服药方法不对，导致药物不能发挥作用，原来"英雄败北，缘于用兵不当"。后来李大妈按照医生的嘱咐服药，一个月后复查，血糖控制得较为理想。

　　好的医生替你选择了适合的药物，这只是降糖路上的第一步，后面的路还要靠自己去走，可谓是"师傅领进门，修行靠个人"。选对了药，还要掌握好降糖药物的服药时间和方法，只有这样才能做到物尽其用、扬长避短，达到预期的最佳降糖效果。

降糖，药和"筷子"搞好关系

医生帮患者选好了"脾气相投"的降糖药，那么患者的血糖就一定能控制好吗？实际上有不少糖尿病病友虽然口服了降糖药物，但血糖控制得却并不理想，这是怎么一回事呢？

原来，吃口服降糖药物并不像人们想象的那么简单，这里面是有很多讲究的。降糖药物的种类繁多，其降低血糖的作用机制也各不相同，所以在吃药的时间和方法上也就不能一概而论，而要区别对待。

也就是说，不仅要让"好药"投了你的"脾气"，而且你也要顺了"好药"的"心意"，只有这样才能做到"物尽其用、扬长避短"，才能平稳降糖，高枕无忧。

服药时机方法要牢记，再不因为血糖急

准备吃饭之前先吃药：此类药物主要是磺脲类降糖药，常用的有格列吡嗪（商品名为美吡达、迪沙片）、格列喹酮（商品名为糖适平）、格列本脲（商品名为优降糖）、格列齐特（商品名为达美康）、格列波脲（商品名为克糖利）、格列美脲（商品名为亚莫利、迪北）、消渴丸（成分内含有优降糖成分）等。这类药物主要促使胰腺内的胰岛分泌胰岛素，进餐后血糖升高，需要大量胰岛素来降糖，因此必须要在饭前 30 分钟服用，等到进餐后血糖升高的时候，胰岛素大军刚好能"赶到"，及时把高血糖"镇压"。

目前此类药物还推出了缓释剂型，如格列齐特（达美康）缓释片；控释剂型，如格列吡嗪控释片（瑞易宁）。这类药物每天只用服用一次，亦选择在早餐前 30 分钟服用。

特别要注意的一点是，此类药物不能掰开或是嚼碎服用，那样会影响疗效或增加不良反应。

拿起筷子之前先吃药：这类药被称为餐时血糖调节剂，有瑞格列奈（商品名为诺和龙、孚来迪）、那格列奈（商品名为唐力）、米格列奈（商品名为快如妥），每个药名都有"格列奈"三个字，也有人把它们统称为"格列奈

类降糖药物"。

这类药物和上面说的磺脲类药物相同的是主要促使胰腺内的胰岛分泌胰岛素，但是此类药物又不同于磺脲类药物，它们促进胰岛素分泌的作用来得比磺脲类药物要快，去得也快，所以又称其为"非磺脲类降糖药物"，必须在饭前 5~20 分钟服用。

拿起筷子立即吃药：这类药被称为 α-糖苷酶抑制剂，有阿卡波糖（商品名为拜唐苹、卡博平）、伏格列波糖（商品名为倍欣）。这类药需在吃第一口饭时与饭同时嚼碎服用，这样药物可以在胃肠道里形成一层薄膜，这就给食物的吸收设置了一个屏障，使肠道吸收消化食物后转化为血糖的速度大大减慢，降低餐后血糖。如在饭前或饭后服用 α-糖苷酶抑制剂则不能达到效果。

不过这类药物的"屏障作用"延长了食物的吸收时间，因此如果在使用此类药物时发生低血糖，则不能靠吃东西来救急，只能吃糖或者喝糖水、果汁、含糖饮料来纠正低血糖问题。

放下筷子就吃药：这类药主要是二甲双胍类（商品名为二甲双胍、格华止、迪化糖锭、美迪康等）。

这类药建议饭后服的原因主要是因为它可能会引起胃

肠道不适，如恶心、呕吐等，在饭后服用可以明显减轻这种副作用。如果没有相应的副作用，二甲双胍在饭前、饭中、饭后任意时间段都可以服用，对患者来说也比较方便。

自行安排时间去吃药：这类药主要是胰岛素增敏剂——噻唑烷二酮类降糖药，如吡格列酮（商品名为艾可拓、瑞彤、艾汀），此类药物不受吃饭的影响，一天只用服药一次，患者可以根据自己的情况来安排服药时间，不过服药时间每天最好固定。

另外，近几年市场上有出现了一些新型降糖药物，如二肽基肽酶 IV（英文为 DPPIV）抑制剂，因为每个成员的名字都有"列汀"二字，或形象地称之为列汀家族，家族成员有西格列汀（商品名为捷诺维）、沙格列汀（商品名为安立泽）、阿格列汀（商品名为尼欣那）、利格列汀（商品名为欧唐宁），这类药物也只需一天服用一次，建议放在早饭前服用。

近期刚刚在中国上市的新型降糖药物，如钠 - 葡萄糖协同转运蛋白 2（英文为 SGLT2）抑制剂，因为每个成员的名字都有"列净"二字，或形象地称为列净家族，家族成员有恩格列净（欧盟 2014 年批准上市）、达格列净（美国 2014 年批准上市）和卡格列净（美国 2013 年批准上市），也是每天只需服用一次，建议早晨服用，可与食物或不与食物同服。

习惯成自然，一点不可怕

服用降糖药物的规矩可是不老少，不过你也别害怕，俗话说的好"习惯成自然"，刚开始你可能会不习惯，但当你慢慢适应以后，就会觉得和日常的洗脸、刷牙、吃饭一样，这也没什么难的，不就这么点事嘛。

刚开始的时候，你可能会忘记吃药，偶尔一两次，也没有什么关系，不必过分自责。不过要是经常这样，那可不行，其实你自己也可以想些办法，找点窍门，或是在家人的帮助下，逐步培养按时服药的习惯。

这里有个方法可能会在你刚开始的时候帮助你养成按时吃药、不忘记吃药的习惯：你可以在厨房或是餐厅比较显眼的位置贴个纸条，写上药的名字或是能够提醒你按时吃药的字句，这样你或是家里人就可以督促、提醒你按时服药了。

只要糖尿病病友有意做生活中的有心人，使自己的日常生活规律化，就能掌握自己的健康人生，享受快乐生活。

说说二甲双胍的故事

得了糖尿病如果不知道二甲双胍，那你就太"OUT"了。目前二甲双胍是糖尿病患者首先选择的药物之一，即便已经开始使用胰岛素，如果没有什么特殊情况，也是不建议停用二甲双胍的。

博古通今，知晓二甲双胍的过去，就可以更好地理解二甲双胍现在的"身份"，更好地发挥出二甲双胍的看家本领。

来自民间

糖尿病这个家伙在希腊语里有"筛子"的含义，形象地描述了当时谁要是得上了糖尿病，他的身体就如同筛子一般，不停地喝水、不停地排尿，更重要的是身体的营养物质也被毫无保留地筛了出去，吃得再多也是"竹篮打水一场空"。

于是乎糖尿病治疗的"艾伦时代"来到了（吃饭血糖高，于是就走了极端，不吃饭，通过饥饿的办法让血糖不升高），而且还"当政"了许多年，因为除此之外再也没有什么好的办法可选择，似乎也只能通过这种极端的"饥饿疗法"来艰难地延缓生命。

疾病外加节食，使生命不断变得瘦弱、枯竭，在痛苦中走向死亡。那个年代，糖尿病患者的天是黑暗的，也是绝望的。

聪慧思路、善良天性、情感纠葛、利益驱动，使得先辈们不断探索发现，锲而不舍地寻求治疗糖尿病的办法。其中最直接，也是最方便的办法就是在自然界现有的动物和植物中寻找答案，尽管是失望远远大于希望，但是为了见证生命的奇迹，先辈们寻找药物的兴趣从未消退，有增无减。双胍大家族就是在这样的大环境下诞生了，可以说双胍来自于民间，祖籍法国，历史比磺脲类药物要悠久一些。

生不逢时

畜牧业与种植业并列为农业生产的两大支柱，是人与自然进行物质交换的极重要环节。很多重大发现就来自农业生产。双胍家族的起源就源于此。

双胍的出生要感谢那些细心的牧民，是他们放牧时，在不经意中发现了双胍的妈妈——一种牧草，学名山羊豆，法国人叫它紫丁香，西班牙人叫它三叶草。如果山羊吃了这种牧草，产奶量会增加，山羊豆的学名想必也是由此而来。

自然界的植物不能像动物那样，遇到危险可以用运动来逃离，植物可没腿，逃离不了危险，但是，植物也有自己的绝活，通过多年的进化和沉淀，也练就了自身过硬的"防身术"。山羊豆也不例外，身怀一定的毒性，可使牲畜发生严重低血糖，甚至造成死亡，所以山羊吃了即使能增奶，但为了保命，也不能多吃。因此山羊豆就靠这个方法保护了自己，不至于沦落到存在的价值就是为了做山羊口料的角色。

话说高人存在于民间，从中世纪起，有心人就利用这个牧草的毒副作用来治疗糖尿病所致的多尿，但这都是小打小闹，并未形成一定气候。直到第一次世界大战爆发前，这种牧草引起了德国科学家乔治斯塔雷的注意。1922年受民间偏方启发，塔雷从山羊豆中提取出山羊豆素，这就是二甲双胍最早的祖先。这么大快人心的发现应该让糖尿病患者"我心飞翔了吧"？然而，事实恰恰相反。

因为也正是这一年，让全世界糖尿病患者看到了希望的曙光，沉寂绝望多年的糖尿病世界沸腾了，糖尿病病史上最伟大的里程碑式事件——胰岛素出现了，糖尿病治疗的"胰岛素时代"来临了。

胰岛素使得糖尿病患者迅速恢复了体力，有时甚至可以用"起死回生"来形容患者的变化。胰岛素凭借其显著疗效，迅速风靡全世界，可谓是光环笼罩，风光无限。

糖尿病患者长期的无助和痛苦，糖尿病医生的长期压抑和无奈，这时似乎一下都得到了释放和宣泄，胰岛素的狂热浪潮来到了。

此时双胍的出现，在降糖老大胰岛素的映衬下，显得是那么势小力单，很少有人关注。在这样的时代背景下，虽然二甲双胍在1922年就已经合成，但直到35年以后才在法国由斯坦伦和杜瓦尔首次作为口服抗糖尿病药物来研究，也就不足为怪了。二甲双胍可谓是生不逢时，有点不走运。

家族歧视

今天的双胍类虽然变成了个独生子（只有二甲双胍），可是在当时，双胍也是个大家族。1920～1950年间，不同国家先后开发了苯乙双胍、丁双胍和二甲双胍等。苯乙双胍在美国和北欧国家上市，丁双胍则在德国上市，二甲双胍在法国上市。1957年首次进行了二甲双胍的人体研究，并给它取名为"Glucophage"（中文翻译为葡萄糖吞噬者，中文商品名"格华止"），一直沿用至今。

这里面，老大苯乙双胍，降糖作用最强，在20世纪60年代可谓是大出风头，不过，没过多久问题就来了，苯乙双胍虽然在较小的剂量范围内就具有较强的降糖作用，但它对糖尿病血管疾病具有重大影响，能够明显增加死亡人数，人们开始对双胍家族的"坏品质"有些担忧。

紧接着最大的担忧降临了，苯乙双胍最大的软肋暴露了——乳酸酸中毒，一种死亡率极高的糖尿病并发症。由此苯乙双胍败走麦城，开始在许多国家被禁用，20世纪70年代末，苯乙双胍几乎完全退出了市场。本是同根生的二甲双胍，自然而然地也受到了很大的波及和牵连，也曾被建议退市。在20世纪50～80年代，二甲双胍始终处在被误解和冷落的境地中。

大器晚成

随着对糖尿病认识的逐渐深入，人们认识到临床上仅仅采用胰岛素治疗并非糖尿病治疗的王道，很多问题并未迎刃而解（其实人们很早就意识到胰岛素并不是万能的，所以今天很多患者认为只要用胰岛素治疗就可以，其他药物都不需要服用的想法是不正确的），随之再度对胰岛素以外的糖尿病治疗方法开始了研究。

苯乙双胍退市之后，斯特恩等研究者没有打退堂鼓，仍然坚持探索，继续发现，虽然是一家人，但是二甲双胍与苯乙双胍却大相径庭，二甲双胍长了两小辫（特殊的化学结构），而苯乙双胍却是大盘头（另一种特殊的化学结构），由于化学结构的不同，二甲双胍不会像苯乙双胍和丁双胍那样发生不该发生的副作用。

此后人们慢慢认识到了二甲双胍的降糖效果，而且无明显的低血糖和体重增加等不良反应，这使人们对于受到冷落的二甲双胍重新投去了期许的目光。经重新评价后，1995 年二甲双胍在美国批准上市。

通过糖尿病患者使用二甲双胍，它的诸多好处也逐渐被发现，如二甲双胍在降低血糖的同时还具有心血管保护作用，这一效应在超重患者中尤为明显。蛰伏多年的二甲双胍终于可以扬眉吐气了，二甲双胍逐渐成为糖尿病患者治疗的首选药物之一。

有关二甲双胍的问答

新老糖尿病病友对于"二甲双胍"这个名字，或多或少都会有些印象。有些新病友不想吃二甲双胍，认为有些廉价，想用些新药贵药；有些新病友认为二甲双胍是西药，伤身体，想吃中药，认为中药好并且没有副作用；有些老患者吃二甲双胍时间长了，担心长时间用一种药会失效了，认为应该换换药了；有些老患者开始使用胰岛素了，认为这次总算轻松了，可以把所有的口服药都停了，当然也包括二甲双胍……这些想法是对还是错呢？

二甲双胍的历史大家前面也看了，关于二甲双胍的故事讲了五十多年，但是又有多少人真真地明白二甲双胍呢？特别是近期很多关于二甲双胍的一些"新"故事，二甲双胍成了"长寿药"！2016 年 4 月美国食品药品监督管理局（FDA）放松了对二甲双胍的使用限制，即便是肾功能轻到中度损害的患者，一样可以安全地使用二甲双胍！如此这些，我们又该如何理解和领悟呢？

再度讲述二甲双胍的故事，正文来了：

二甲双胍姓"中"还是姓"西"

药物来源于"天然中草药"，那就姓"中"，受中华民族悠久历史和传统文化的影响，许多国人都乐于接受"没有任何毒副作用"的中药。

药物通过"化学合成"，那就姓"西"，国人对西药总是百般挑剔，使用时慎之又慎。

其实这种看法还是有点偏激和不正确。二甲双胍严格意义上说是既不姓"中"，也不姓"西"，是"中""西"结合的产物。

此话怎讲？话说早在中世纪，人们就发现一种叫"山羊豆"的牧草，山羊少吃一些可以促进产奶，但如果多吃就会发生低血糖，因此被用来改善糖尿病患者的多尿症状。20世纪初，随着科学的进步，人们才知道该植物中含有丰富的"胍"类化合物，并通过动物实验证实："胍"具有降血糖的作用，逐渐就演变成今天的二甲双胍。可以说，二甲双胍虽是化学合成药品，但它的发现确实来源于天然植物，并且通过科学加工，提高了疗效、去除了毒性。

二甲双胍是干啥的

地球人都知道二甲双胍是用来降血糖的。首先，二甲双胍可以增加胰岛素的作用，使胰岛素降糖的力量变得强大，从而达到降糖的作用；其次，人体肝脏像机器一样可以生产出糖，也可以使血糖升高，二甲双胍具有减少肝脏产生糖的作用，从而可以降低血糖；二甲双胍还可以增加肌肉和肝脏等组织对血糖的消耗，就如同发动机烧汽油一样，把血糖用掉，也达到降低血糖的目的。

总体来说，二甲双胍通过减少血糖的来源，增加血糖的去路，从而达到降低血糖的目的。

二甲双胍除了降糖还能干点啥

二甲双胍虽称不上是个全能冠军，但也是一位多面手，除了降糖，它还可以做很多事呢。

改善血脂：二甲双胍治疗糖尿病的同时，还可以降低胆固醇、低密度脂蛋白胆固醇、甘油三酯，这些都是"坏"血脂，而对于"好"血脂——高密度脂蛋白胆固醇，二甲双胍却没有明显降低的作用。简单说，二甲双胍在血脂方面的作用，就是打压"坏"血脂，保护"好"血脂。

改善血压：二甲双胍具有轻度改善血压的作用，因此对于伴有高血压的糖尿病患者，服用二甲双胍可能更为适合。

减少心血管疾病：糖尿病最大的危害之一，就是引发心脑血管疾病，使用二甲双胍后，患者可以减少心脑血管疾病，如冠心病、脑卒中等发生的可能性。

治疗脂肪肝：在没有明显的肝损害（血清转氨酶小于正常值上限的 2.5 倍）时，使用二甲双胍可以改善肝脏炎症、脂肪变性和纤维化的情况。

治疗多囊卵巢综合征：多囊卵巢综合征简单点说就是女性排卵出了问题，常常表现为肥胖、多毛、月经紊乱、不孕等。值得一提的是，多囊卵巢综合征的女性往往也容易出现糖尿病。二甲双胍通过多种途径，平衡女性体内的多种激素，可以改善多囊卵巢综合征患者的多毛症，使月经规律，诱导排卵。

抗肿瘤：这是大家最关心的话题，糖尿病可能是多种肿瘤，如乳腺癌、胰腺癌、结直肠癌、子宫内膜癌等癌症容易发生的人群。二甲双胍可以让体内发生很多变化，抑制肿瘤细胞的发生和进展。使用二甲双胍可以减少患上这些肿瘤的可能性，而且随着二甲双胍使用时间的延长和使用次数的增加，这种保护效应具有逐渐增强的趋势。近期发现，二甲双胍明显减少乙型肝炎、肝硬化向肝癌的转变，换句话说，乙型肝炎、肝硬化患者如果转氨酶无明显异常，如果能够服用二甲双胍，可以在一定程度上减少肝癌的发生。

二甲双胍是"长寿药"吗

这个说法有些夸张，但还算形象，二甲双胍虽然不是"唐僧肉"，吃了不能做到长生不老，但是却可以延长寿命。

这种说法来源于国外的观察，结果说吃了二甲双胍的糖尿病患者寿命要比那些不吃二甲双胍的糖尿病患者，甚至比那些没吃二甲双胍的不是糖尿病的患者都要长，活得久。这从另一个角度也说明，二甲双胍除了有降糖作用，还存在其他很多好的作用，有些甚至还不被我们知道。

每个糖尿病患者都要使用二甲双胍吗

当然不是。但是二甲双胍由于其限制少，糖尿病患者如果没有不能使用情况，应该首先考虑使用二甲双胍，并且长期甚至终身使用。

因为二甲双胍"性格"随和，可以和现有的所有降糖药物（包括胰岛素）合作，一起帮助控制糖尿病。很多病友"一用上胰岛素就停用二甲双胍"的做法显然是不对的，二甲双胍与胰岛素联用可以减少胰岛素用量，减少长胖的节奏，减少低血糖的发生次数，从而更好、更持久地平稳控制血糖。

二甲双胍只有好的作用吗

当然不是。二甲双胍千好万好，但是还有自己的"软肋"，那就是可能会发生乳酸酸中毒和维生素 B_{12} 的缺乏。但是大家也不必过分担心，因为乳酸酸中毒仅可能发生在重度肾功能不全的人群或二甲双胍超剂量服用时，所以一般情况下都不会发生。

在刚开始服用二甲双胍时，不少人会有胃肠道不舒服、恶心、呕吐等，过一段时间就会慢慢恢复。如果长时间服用二甲双胍，突然出现上面说的这些反应，虽然乳酸酸中毒的可能性不大，但要提高警惕，必要时到医院进行相关检查。

说到维生素 B_{12} 的缺乏，主要是二甲双胍可能影响了人体对维生素 B_{12} 的吸收，但很少会产生明显的问题，可以通过补充碳酸钙纠正，或通过口服甲钴胺（弥可保）来补充即可。

二甲双胍在人体中的行程是如何呢

二甲双胍口服后，食道和胃部只是一个管道运输二甲双胍，无法被吸收，进入小肠后，二甲双胍开始被吸收，其中接近 40% 在小肠上段（十二指肠、近端空肠）吸收入血，接近近 10% 在回肠、结肠吸收入血，所以说吃进去的二甲双胍只有一半被吸收，余下一半未被吸收的药物随粪便排出体外，也就是说吃进去的二甲双胍一半被利用了，一半被浪费了。

吸收入血的二甲双胍在体内完成了它的任务后，还是以二甲双胍原形从肾脏排出，这也是为什么重度肾功能受损的患者要停用二甲双胍的原因。

二甲双胍的种类很多，应该如何选择

目前市面上有二甲双胍肠溶片和普通的二甲双胍片两种。肠溶片的目的是为了让药物不在胃部而在小肠或大肠被吸收，但从二甲双胍的行程来看，二甲双胍本来的吸收部位就在小肠和大肠，因此普通二甲双胍片似乎就可以达到肠溶片的效果。

市面上的二甲双胍，价钱从几元钱至几十元不等，那又如何进行挑选呢？这些价格不同的二甲双胍，主要差别在于药片中药物的纯度，也就是杂质的多少，这和不良反应相关。另外的差别就在于药片进入人体后药物被吸收的多少，这决定了降糖效果。

因此在选择药物的时候：

★认准正规厂家，避免购买假冒伪劣药品。

★根据自己的经济情况选择自己负担得起的药物，因为二甲双胍的使用是一个长期的问题。

★监测血糖，如果目前使用的药物能够平稳控制血糖，就可以继续使用。

二甲双胍如何吃才能发挥最好的作用

二甲双胍需要吃到 1500 ~ 2000 毫克才能发挥出它的最佳效果，因此很多患者每天只吃一片到两片，不是很合适。

一般来说，如无特殊情况，如果是 500 毫克一片的二甲双胍，每天需要吃到 3 ~ 4 片；如果是 250 毫克一片的二甲双胍，每天需要吃到 6 ~ 8 片。

有些患者一开始就服用这个剂量可能受不了，因此在最初服用二甲双胍时可以每次 500 毫克，每天服用 1 次或 2 次，慢慢适应以后再增加到合适剂量即可。

二甲双胍可以在饭前、饭中、饭后服用，推荐饭后服用，形象地说就是放下筷子就吃药，这样可以减少二甲双胍的胃肠道不适感。

吃二甲双胍，能做 CT 造影检查吗

二甲双胍估计糖尿病患者都知道，大多数糖尿病友都吃过或是正在吃；CT 检查更是如此，每个人应该都听说过甚至自己亲身都做过。那么，我们如此常见的维护身体健康的两个好"助手"，怎么放在一起就会水火不相容呢？

老王小李 CT 造影检查，老王做了，小李却没做成，这是为啥？

老王和小李一年前由于冠心病，发生了急性心肌梗死，住院做了介入治疗，冠状动脉植入了支架。于此同时，小李还被诊断为 2 型糖尿病，看来小李心肌梗死的罪魁祸首很有可能就是潜伏在自己身体内许久的糖尿病。于是小李开始坚持口服二甲双胍，血糖控制一直稳定。

一年后，老王和小李到了复查的时间，需要进行冠状动脉 CT 造影检查，老王入院第二天就顺利进行了该项检查。可是小李却被告知需要再等两天才可以进行该项检查，这是为啥？

原来因为小李正在服用二甲双胍，医院规定在进行 CT 造影检查（医学上又称为增强 CT，需要在人体血管内注射药物，这个药物就是造影剂或者对比剂）前后 48 小时，需停用二甲双胍。

二甲双胍和 CT 造影检查有啥"仇"

俗话说得好，"一个巴掌拍不响"，"两人"不能相见，其实双方都有问题。

我们先看看 CT 有啥问题。CT 有 CT 平扫和 CT 增强（也就是造影检查）之分。在生病时，平扫 CT 常常可以说出身体部位异常了，但说不出怎么异常了、为什么异常了，这时就需要增强 CT 来帮忙，来说说为啥异常的原因。增强 CT 需要使用造影剂（或对比剂）。造影剂中最常用的就是碘制剂。碘就是整个事件的导火索，或者可以说，事出就出在这个"碘"上。

碘，大家应该比较熟悉，会破坏细胞膜的完整性，从而达到杀灭微生物的作用，因此具有灭菌功效，在医疗工作中常被用来做为消毒剂使用，如采血、输液前、术前皮肤的消毒等。因此很容易理解，人体使用碘造影剂后也会发生类似反应，特别对肾脏具有一定的"毒性"杀伤作用，加上碘造影剂还会使肾脏的血流减少，从而有可能导致肾损伤，这又被称为造影剂相关性肾病。值得一提的是，有报道说糖尿病合并肾病患者造影剂相关性肾病的发生率高达 50%。

在这，顺便给大家提个醒，很多人动不动就要求医生给他做个 CT，看到这，大家应该知道，什么检查都有不好的一面，不必要做时尽量还是不做为好。

回到正题，肾脏功能决定着很多药物的使用，说到这，大家已经看出点眉目了吧？先别着急，造影剂先说到这，我们再说说二甲双胍。

如果没有什么特殊情况，二甲双胍在治疗糖尿病时是第一个被考虑使用的。吃进去的二甲双胍被人体吸收入血，发挥完它的降糖使命后，需要及时从肾脏"撤走"。如果遇上了肾脏功能损害，那就意味着"撤离"通道受阻，二甲双胍就会在体内"撤"不出去，结果是越积越多，多到一定程度就可能"滋事"，引起血液里的乳酸（一种酸性物质，对人体有害）水平升高，严重的会发生乳酸酸中毒，这被称为二甲双胍相关性乳酸酸中毒。此种情况的死亡率高达 30%～50%，因此要注意防止其发生。

咱们现在就可以理清楚 CT 造影检查与二甲双胍的关系了吧，造影剂可能诱发造影剂相关性肾病，影响二甲双胍清除，导致二甲双胍在体内蓄积，从而诱发严重的甚至是致死性的二甲双胍相关性乳酸酸中毒。因此二者还是不见为好。

吃了二甲双胍，需要做增强 CT 怎么办

2 型糖尿病患者做 CT 造影检查的几率还是很大的。我们知道，糖尿病主要的并发症就是心血管疾病，糖尿病患者需要做心脑血管造影检查的可能性比较大，如冠状动脉造影、冠状动脉支架植入等。此外，糖尿病患者常常容易并发其他系统疾病，就需要对身体某个部位进行增强 CT 检查。

这些增强 CT 都需要使用造影剂。目前造影剂主要使用碘帕醇、碘海醇等。这些造影剂大都是经肾脏排泄的，

所以对于肾功能不好的患者，容易导致造影剂肾病。对于重度肾功能不全的患者，通常不建议患者做造影检查，只能通过普通 CT 来诊治疾病。

说得这么可怕，那么吃了二甲双胍，需要做增强 CT 怎么办？对于肾功能正常、造影剂使用剂量小于 100ml（如进行脑部增强 CT 检查时），此类患者发生造影剂肾病的可能性很小，只要检查后多饮水，促进造影剂从体内排出即可。

对于肾脏功能减退，或需要使用大剂量造影剂检查（如腹部、盆腔、动脉增强 CT 检查等）时，医生会要求患者在造影检查前后 48 小时内（前后 2 天，共 4 天）停用二甲双胍，预防乳酸酸中毒的发生。

所做的这些工作，其实都是为了以防万一，实际上二甲双胍引发的乳酸酸中毒现在看来仅仅发生在中重度肾功受损和（或）具有潜在严重疾病的患者中，并且发生率极低（10/100 000），因此患者也不必过分担忧。

一段关于磺胺的故事

　　1942 年，这一年相信历史不会忘记，这是决定世界命运的一年，这是第二次世界大战的一个转折点。正因如此，这一年也是苦痛最深重的一年。战争如同恶魔一般，卷走了生命和财富，留下了疮痍和灾难。在那个年代，战争和贫穷在空气中蔓延，传染病，特别是伤寒充当了战争和贫穷的附属品，在世界各地流行，当时因传染病引发的死亡数常常超过战斗死亡数。

　　"法兰西悲哀，兵败如山倒"，素有欧洲大陆第一强国，在第一次世界大战期间曾经成功拖住德军四年之久的法国，在"二战"中仅支撑了 50 多天就放弃了抵抗，随之与德国签订了停战协定。法国民众饱受战乱与疾病之苦，遭遇可想而知。那个时候伤寒肆虐，寻找如何有效杀灭病原菌，治愈疾病的办法迫在眉睫。绝地而后生，法国在这方面首先有了新的进展，发现了一种治疗伤寒的磺胺药。磺胺药虽能治疗伤寒，但是却出现了问题，一些伤寒患者在用药后出现不明原因的死亡，这是为什么呢？

1942 年，人们决定好好来说说这个磺胺类药物在伤寒病治疗中的功过是非。天道酬勤，功夫不负有心人，通过大量研究，谜底揭开了——磺胺类药物导致死亡的原因原来是它具有降低血糖的作用，可导致低血糖。由于当时正值战争期间，加之贫穷年代的"富贵病"并不十分盛行，天时、地利、人和一个都靠不上，因此这样重大的发现在当时也并没有受到重视和关注，暂时被搁置了下来。

"是金子总是会发光的"，这么伟大的、具有划时代意义的发现相信上帝也不忍心让其就此沉默。就在 8 年以后，1954 年的春天，在柏林，也发现有一类新研制的磺胺类药物，在治疗各种细菌感染时能导致患者血糖降低，甚至发生低血糖，在糖尿病患者中使用后效果很好。

随后又经过两年的努力，也就是 1956 年，用于治疗 2型糖尿病的第一代磺脲类药物甲苯磺丁脲问世了。此后 10年间，通过不断改进和试验，醋磺己脲、氯磺丙脲、甲磺丁脲等药物被陆续合成，它们被称为第一代磺脲类降糖药。

由于这些药物低血糖发生率较高，且严重而持久，其他不良反应也较多，科学家们又开始研发不良反应更小的磺脲类降糖药。

1966 年，格列本脲（优降糖）被成功合成，之后格列吡嗪、格列齐特、格列喹酮等被陆续合成，它们被统称为第二代磺脲类降糖药。与第一代磺脲类降糖药相比，第二代磺脲类降糖药的降糖作用更强，低血糖反应明显减少。因此，临床上第一代磺脲类降糖药被逐渐淘汰，而第二代磺脲类降糖药被沿用至今。

缓释或是控释技术的应用，也从一定程度上进一步增加了第二代磺脲类药物的有效性、安全性和方便性。

1997 年格列美脲的成功研发，标志着第三代磺脲类降糖药的诞生。格列美脲的降糖作用迅速、持久、高效、安全，且具有较强的胰外降糖作用，现亦广泛地用于 2 型糖尿病的临床治疗。

磺脲类降糖药物开创了口服药物治疗糖尿病的新时代，通过半个多世纪的"摔打和磨练"，如今已积累了丰富的临床经验，树立了降糖"好声音"的形象，成就了降糖"主力军"的地位。

不"化"的药片，吃了能管用吗

李大姐的糖尿病有些年头了，这天天要记得按时按点地吃药，也的确是麻烦，感觉约束、不自在。要是同样的药一天就只用吃一次，那多好、多省事呀。

医生了解了李大姐的想法后，满足了她的愿望，把原来要一天吃两次的格列吡嗪片（商品名叫美吡哒）换成了一天只要吃一次的格列吡嗪控释片（商品名叫瑞易宁）。

多了"控释"二字就大不一样了，可以一天只吃一次，李大姐很是满意。但是吃药后的第二天，问题来了，李大姐上厕所后，发现有个药片飘在马桶里，这吃进去的药片怎么又原封不动地出来了呢，而且接连几天都是这样，这让李大姐有点搞不懂了，药片在自己的肚子里都"化"不了，这吃下去能管用吗？于是就去找医生问个究竟，医生讲述了其中的奥秘，李大姐这才打消了心中的顾虑。

不要"包装"，要"货物"

大家买了东西，往往是把货物取出，然后把包装盒丢掉。这包装盒看上去虽然和买来时没什么两样，但是它里面装的好东西早已让我们拿走了。这个其实和咱们看到的在肚子里转了一圈又"原样"跑出来的药片是一个道理，这个"化"不了的药片其实就像是一个"包装盒"，原来里面装着的有用药物成分也早就被咱们吸收利用了。

药物正是因为有了这个"包装盒"，才能使它升级成为控释片。这个"包装盒"不能被我们人体消化吸收，所以吃进去什么样，出来时还是什么样，但是在它的表面有一些很小的孔隙，药物可以通过这些孔隙慢慢地、一点一点地释放出来，这也就是所谓的细水长流。正是由于这个特别的"包装盒"延长了药物的作用时间，减少了服药的次数，方便了我们患者。

目前很多药物都采用这个方法，给患者带来了不少实惠和便利，所以在使用加了"控释"或"缓释"二字的药物时，如果出现上述情况，你也就不必再为药物能否被吸收而担心了。

破坏"包装"，不可取

服药时，我们肯定还会有这样的经历。有时感觉最近病情控制很好，觉得药物可以减减量，于是常常把药掰开，只服用半片；有时觉得药片太大，难以下咽或是担心不好吸收，于是也把药片掰开服用。

对于普通的药片，掰开来服用一般是没问题的，但是在服用绝大多数控释或是缓释药物时（除非药品说明书写明可以掰开使用），就变得不可取了。

前面我们已经说过，控释或是缓释的药物正是因为有了这个特殊的"包装"，才使它能起到长时间发挥药效的作用，因此在服药时是不能破坏这个"包装"的。如果破坏了这个"包装"，那就如同开闸泄洪一样，"包装"内的药物一下全都"冲"了出来，非但达不到控释、缓释的效果，有时甚至还会使体内的药物浓度突然升高，而引起不必要的麻烦或不堪设想的后果。因此，控释、缓释片剂除非说明书特别说明外，一般都不可以掰开或是嚼碎服用。

总之，大家在使用缓释或是控释药物时，不懂的地方，一定要询问医生或是仔细阅读药品说明书，了解正确的使用方法及应该注意的事项，只有这样才能合理、安全、经济、有效地用好这两类药物。

听说降糖药要换着使，
一个药用久了会失效

子曰："入芝兰之室，久而不闻其香，即与之化矣；入鲍鱼之肆，久而不闻其臭，亦与之化矣。"

孔子很早就发现，如果一个人待在摆满芳香的兰花的房间里，时间久了，就闻不到兰花的香味了，这是因为自己和香味融为一体了，适应了香味，已经感觉不到香味的存在了；如果一个人待在放满臭咸鱼的仓库里，时间久了，就闻不到咸鱼的臭味了，这也是因为与臭味融为一体了，适应了臭味，也就感觉不到臭味的存在了。

很多朋友都被普及过这样的知识。药物，特别是抗生素不能长期用，用多了、用久了就会出现耐药，也就是说没效果了，不但细菌这个"害虫"杀不了，反倒对身体有伤害。

糖尿病病友也肯定听说过这个说法，于是自然而然"举一反三"地联想到了降糖药物，不免产生这样的顾虑，"一个降糖药用久了，会不会也耐药？会不会也失效？要不要经常换换呢？"

药物失效确实有

李大伯最近就碰上这个问题。李大伯糖尿病5年了，3年前开始口服格列吡嗪，很多病友应该对此不陌生，这是一种磺脲类降糖药物，也是降糖的一把"好手"。李大伯的血糖一直控制得都很好，可是最近1个月不知为什么血糖开始"爬楼梯"了，试着增加了药物剂量，但是血糖还是越来越高。寻找一下血糖升高的原因，饮食一如既往、运动持之以恒、药物一顿没落，最近也没有感冒、发热、拉肚的特殊情况，还有啥原因？想来想去，会不会是药物用久了，失效了？

李大伯的这种情况，很多病友可能都有过亲身经历。这世上没有"一劳永逸"的美事儿，一直吃一个降糖药，血糖就能长期稳定下去的情况，确实不存在。看来江湖上传说的降糖药物失效确实有，是真的。

是失效不是耐药

如果是个"老"病号，一定经历过降糖药物治疗"升级"的历程，一个药"招架"不住，两个药、三个药一起上阵，或是搬来了"胰岛素"这个"救兵"。为啥会出现这种情况？

我们都知道糖尿病，主要是 2 型糖尿病，刚开始是由于胰岛素"累"了，干活开始"磨洋工"了，出工不出力。如果把身体比喻成国家，身体里大大小小细胞就好比是一个个小家，血糖就好比是每家每户的口粮，不停流动着的血液作为它的运输队，运送到每家每户的家门口，胰岛素是打开"家门"的金钥匙。

血糖运来了，胰岛素打开门，血糖进入家里，家里就有了口粮，不用挨饿，其乐融融。如果胰岛素不开门了，血糖进不了门，拥堵在"街道上"，血糖升高了，每家每户也都饿着肚子，问题就来了。

所以在糖尿病刚开始的时候，身体为了让每个小家都有饭吃，不"闹事"，想出来一个救急的办法，那就是让生产胰岛素这把"金钥匙"的工厂——胰岛，加倍工作，尽可能多地生产出一些开门的"金钥匙"，起初这个办法还奏效，人多力量大，原来一个人的活三个人来干，虽然耗资大了一点，但是还勉强能应付。但是时间长了，工厂也招架不住了，胰岛"工厂"的车间里不断出现"过劳死"事件，"钥匙"的生产量越来越少。慢慢地，最终依靠身体自给自足是不行了，只能从外进口现成的"钥匙"来保障生活。

整个经过，其实就是我们糖尿病的长期发展过程，呈现出一个从无到有、由轻到重的变化趋势。我们使用的降糖药物，特别是磺脲类降糖药物，它主要就是通过各种手段"督导"胰岛工厂，加快生产、多生产，当糖尿病进展到一定程度，工厂也开始"出问题"，再想办法、再施加压力让工厂多生产也是不可能了，所以降糖药，特别是磺脲类降糖药物在此时就有心无力了，出现了失效。

说了半天，其实就为了让大家明白一个理，表面上看的确是药物失效了，但从根子上看，其实是糖尿病逐渐发展导致的必然结果，不是药物耐药了，而是病情变化了。

频繁换药是下策

一个团队要干一项工作，先要做动员，然后个别"好同志"带头先干起来，慢慢带动大伙一起干，齐心协力，随之工作走上正轨，有条不紊地进行。口服药物从开始吃，到在身体里稳定发挥作用，也需要这样一个过程，降糖药也不例外。服用一种新的降糖药物，使其平稳发挥降糖作用至少需要1~2周的"试运行"阶段，有些可能还需要更长的时间。此外，服药还要求按时按点有规律，这是为了让药物吸收入血液以后保持一个相对稳定的浓度，一茬能够接上一茬，药物得以持续发力。

很多病友听说或是亲历降糖药物失效，其实只看到了表面的现象，没弄清内在的道道，因此就认为如果经常换换药，或可避免失效；甚至有些病友干脆自己当家作主，擅自行动，结果一个药刚开始稳定工作，走上正轨没多久，就又换了另一个，结果是血糖起起伏伏，反而加快了糖尿病进展的步伐，加重了病情，情况一团糟，适得其反。

因此对于服用降糖药物的病友们，只要血糖稳定，请不要换药，按规律服用现有的口服降糖药物，如果药物真的出现了失效，"兵来将挡、水来土掩"，到时再换药或是使用其他方法也不迟，总之我们有办法应对，这个不用过早忧虑。

控糖路与时俱进

慢性病不但意味着长期、终身；更意味着发展、进展。目前我们虽然不能阻止糖尿病的发展和进展，但是如果我们什么都不做，这个发展就如同坐电梯，会很快；如果能够通过合适的方法来应对，可以放慢发展的脚步，如同走楼梯，可以走走停停。

应对糖尿病的药物应该是在所有疾病里面最多的，每种药物都各有所长，通过不同的门道降低血糖。疾病发展到一定阶段，我们可以采用"联合作战"的方案，比如在使用磺脲类降糖药物的同时，可以联合二甲双胍，或α-糖苷酶抑制剂（如阿卡波糖等），或 DPP IV 抑制剂（如西格列汀、沙格列汀等），通过走多条不同的路线来降低血糖，以缓解胰岛"工厂"的生产压力，让工厂生产能够更持久些，这样磺脲类药物失效就可以来的更晚一些。

如果真到了胰岛"工厂"停业不生产了，这时我们也可以采取外来"进口"的方式，也就是使用胰岛素来补充自身胰岛素"产量"不足的危机，让工厂停业整顿整顿，不少患者经过补充胰岛素后，工厂逐渐元气恢复，又开始恢复生产，这样这部分患者使用一段时间的胰岛素后，又可以再回到使用口服药物的状态。但是也有一部分患者体内的胰岛"工厂"元气大伤，难以恢复生产，因此这部分患者就需要长期接受胰岛素治疗。

"路漫漫其修远兮"，控糖路上，依势而行，根据糖尿病病情所处的阶段不同，治疗方法需要有相应的调整，需要与时俱进。

苹果竟然和糖尿病有瓜葛

　　苹果总是能够撼动世界，作出惊人之举。亚当夏娃偷偷吃了苹果，起了慧心，明事理、懂善恶，起源了人类；牛顿看到掉落的苹果，发现了万有引力的奥秘；乔布斯发明了"苹果"，开创了科技时代新革命；筷子兄弟谱写了"小苹果"，掀起了全国人民的健身热潮。现如今，你万万没想到，苹果在糖尿病上也搞出了不小动静。

生活的暗示，意外的发现

　　我们的肚子里，"安装"着一个肝、一个脾、一个胰、一个胃和肠，唯独肾脏"搞特殊"，左右各一，有搭档。这说明什么呢？说明肾脏的地位很重要，多一个"兄弟"，可以作为贮备力量，一个不行的时候另一个还可以顶上；说明肾脏的工作很繁重，两个"兄弟"齐心协力，保证圆满完成肩负的任务。

肾脏好比是"血液过滤机"，每分钟可以过滤大约1升的血液，每小时可将人体全身的血液过滤12遍。肾脏永不停息、不厌其烦、一遍又一遍过滤着血液，为的就是要精挑细选，把血液里有用的尽可能地回收再利用；把没用的，如身体产生的"废料"、多余的盐分和水分，尽可能地形成尿液全部排出。

正常情况下，血中的葡萄糖是身体"口粮"，是有用的，肾脏是要把葡萄糖尽可能地回收再利用，因此一般情况下尿里没有糖；当血中的葡萄糖太多了，"月盈则亏、物极必反"，也就成了无用的，这样肾脏就会把多余的糖排出去，降低血液中的葡萄糖。

当尿里开始出现葡萄糖时的血糖值，医学上称为肾糖阈，也就是说超过这个值肾脏就开始排糖，尿糖阳性；低于这个值，肾脏吸收糖不排糖，尿糖阴性。

生活中我们可能会碰见这样个别的家庭，由于家族遗传，肾糖阈的"阀门"和正常人不一样，还没到应该排糖的时候，这个阀门就被打开了，这些人每天尿里可以排出

100 多克的葡萄糖，但是也不会出现什么不舒服，更不会出现肾衰竭之类的后果。肾脏排糖没啥后遗症，于是人们就想，糖尿病血液里的葡萄糖太多了，通过打开肾脏的排糖"阀门"，开闸泄洪，以缓解高血糖这个"洪水猛兽"。

就在这个时候，苹果出现了。19 世纪初，法国化学家从苹果树皮中分离出一种被称为根皮苷的物质，由于具有退热、抗感染的功效，最初用于治疗疟疾。

19 世纪 80 年代发现根皮苷会引起尿糖，是根皮苷诱发了糖尿病？通过研究发现，根皮苷可以打开肾脏的排糖"阀门"，促进葡萄糖从尿液里排出，反而能够降低血糖，而且还不发生低血糖。

鉴于家族性糖尿的人尿里排糖不会对身体有明显的损害，因此通过肾脏"开闸泄洪"的办法来治理糖尿病是行得通的。科学家们不断在根皮苷的基础上精炼改进，研发出了"列净家族"用于降糖，这类药物通过影响肾脏钠 - 葡萄糖协同转运体 2（英文 SGLT2）来打开肾脏的排糖"阀门"，因此又被称为钠 - 葡萄糖协同转运体 2 抑制剂。

新药的认识，使用后加深

"列净家族"成员有恩格列净（欧盟 2014 年批准上市）、达格列净（美国 2014 年批准上市）和卡格列净（美国 2013 年批准上市），在中国这些药物即将陆续上市，每天只需服用一次，建议早晨服用，可与食物或不与食物同服。由于这类药物使用的人还不多，时间还不长，有关使用经验还需要不断地总结。目前有报道此类药物可能会增加尿路感染的可能性。

胰岛素"赶跑"新糖尿病

胰岛素堪称降糖"最强音",再高的血糖,胰岛素都不怕,血糖只要遇上了胰岛素,一点没脾气,甘拜下风。

但是胰岛素这么好的"同志",却总是被人们误解,认为它是糖尿病的"终极武器",用上了说明自己的病情就很重了,不到万不得已还是不用为妙。

是时候应该替胰岛素发发声,为胰岛素"伸冤昭雪"了。

胰岛素:"治愈"了糖尿病

李大姐最近几天总感觉口渴,没有力气,胃里"翻江倒海",呕吐不止,而且情况变得是越发严重紧急。到了医院，医生确定了诊断和治疗方案，这让李大姐备受打击，难于接受现实。

原来李大姐患上了糖尿病，而且还发生了叫"糖尿病酮症酸中毒"的急性并发症。李大姐心想，这下糖尿病的这顶帽子我要戴一辈子了，因为大家都说糖尿病只能控制，不能治愈。

医生说像李大姐的这种情况必须要使用胰岛素，这更让李大姐接受不了，因为在李大姐的心里，胰岛素一旦用上，就再也撤不下来，就要扎一辈子针；再说自己周围的人都是得了糖尿病很多年以后，在口服药不管用的时候才会使用胰岛素。胰岛素可是糖尿病患者的最后一张"王牌"，而现在自己才刚刚得了糖尿病就用掉了这张"王牌"，那么以后糖尿病到了后期，不就没了保障，无药可治了吗？

所有这些都让李大姐无法接受胰岛素。可是医生告诉李大姐，目前胰岛素是救命必需的，不用会有生命危险；并且医生向李大姐保证像她这种情况胰岛素不会一直用下去，只是短期使用。听了医生的这些话，李大姐只能半信半疑地接受了胰岛素。

治疗几天以后，李大姐的血糖正常了，人感觉有精神了，呕吐消失了，病情完全恢复了，这时李大姐就急着要把胰岛素停掉，换成口服药。医生劝说李大姐："既然用了，你就再坚持坚持，说不定再用一段时间，你的糖尿病还可以被胰岛素"治愈"呢，到那时甚至可以什么药都不用的"。

几周时间又过去了，奇迹还真的像医生预言的那样发生了，李大姐胰岛素的用量逐日减少，甚至最后停用胰岛素后血糖化验结果依然完全正常。这时的李大姐是满心欢喜，心里还真有点不敢相信，自己的糖尿病竟然被胰岛素"治愈"了。

胰岛素：该用就用，可上可下

胰岛素的确是糖尿病的一张"王牌"，医生和患者都不能没有它，但是对于这个"久经沙场"的"好战士"，人们却往往带有偏见和误解。

的确，有些患者是需要终身使用胰岛素的，用上了就撤不下来了，比如1型糖尿病患者（这种类型糖尿病在咱们国家很少见，大多数人都是2型糖尿病），还有患病时间较长的2型糖尿病口服药物不能很好地控制血糖的患者、有肝功能和肾功能损害的患者等。

对于不少患者来说，胰岛素的使用只是暂时的，用上了胰岛素以后，过一段时间还是完全可以撤下来的。像李大姐这样处在糖尿病急性并发症阶段的患者，还有一些准备手术或是合并严重感染的糖尿病患者，这个特殊时期是必须要用胰岛素来"冲锋陷阵"，帮助患者渡过"难关"。这种情况下胰岛素该用就用，不能犹豫，否则会有生命危险。等这个"难关"过去了，可以再停用胰岛素，换回原来的口服降糖药物。

因此对于胰岛素我们的态度应该是：关键时刻，该用就用；可上可下，不会成瘾。

还有一点需要关注的就是，像李大姐这样的"新"糖尿病患者，高血糖对她的"迫害"时间还不长，还不算严重，只要能够及时祛除高血糖这个"敌人"，比如我们用胰岛素把血糖恢复到正常，这样被"伤害"的身体就有机会重返健康，这也就是李大姐糖尿病被"治愈"的奥秘所在。

因此"新人"从一开始就使用胰岛素，也未必就是坏事，可能还能像李大姐一样获得"治愈"糖尿病的效果。当然处于"糖尿病治愈期"的患者依然不能掉以轻心、放松警惕，还要坚持健康饮食和锻炼，来尽量延长这个治愈期限（一般可以有几个月到几年不等），因为糖尿病时刻都在寻找机会，随时还有"杀"回来的可能。

胰岛素：何时能停，请看信号

对于不需要长久使用胰岛素的患者来说，当胰岛素到了"该下"的时候，它会给我们一些提示。当处在李大姐这种急性并发症阶段的患者，病情恢复了；当处在手术阶段的患者，手术切口长好了；当处在严重感染阶段的患者，感染治愈了；当处于高血糖状态的患者，血糖平稳了，如果此时患者的胰岛素用量不大，就可以尝试停用胰岛素，换回原来的治疗。

对于李大姐这样的"新"糖尿病患者，初次使用胰岛素后，血糖控制正常3星期到3个月左右，如果胰岛素用量越来越少，当胰岛素用量少到30个单位以下时，这就预示可以停用胰岛素，换成口服降糖药物，甚至可以不用药物治疗的时候到了。

这种"好事"其实并不是可遇不可求的，只要努力，还是很有可能发生的。只要能够及早发现糖尿病，并且积极给予治疗，摒弃不健康的生活方式，争取把血糖又快又好地控制在理想状态，让身体尽早地脱离高血糖的"迫害"，这样就有可能停用胰岛素，拥有糖尿病被"治愈"的希望。

胰岛素虽好，但也不要贪恋

江湖上传言："胰岛素没有副作用"。于是不少糖尿病病友直接要求大夫给自己开具胰岛素的处方，不愿意接受药物治疗。不少患者口服药物治疗一段时间后血糖控制不理想，开始用胰岛素以后就直接停用了所有口服降糖药物。这些"江湖规矩"对不对，让我们用医学的眼光来看看。

杀鸡焉用宰牛刀

王婶是个"老"糖尿病了，已经在使用胰岛素治疗了。这两天老伴出现了口渴、多尿的情况，到医院一查，也患上了糖尿病。王婶有使用胰岛素的经验，认为"糖尿病患者早晚都要使用胰岛素治疗，胰岛素没有副作用"，直接就让老伴开始使用胰岛素。"从最小的单位开始，根据血糖的高低增减胰岛素的单位"这个原则王婶记得很清楚。但用到老伴身上问题就来了，老伴总是出现心慌、手抖、饥饿感明显的情况，这明眼人一看就知道是低血糖了。看来这胰岛素是用错了。

王婶老伴人比较胖，在没有治疗前空腹血糖 7.6mmol/L，餐后 2 小时血糖 12.0mmol/L，糖化血红蛋白 7.8%。王婶老伴病情比较"轻"，诊断糖尿病时间不长，身体自己产生的胰岛素其实并不一定减少，有可能还比正常人多呢，只是这些胰岛素"干起活儿来"老"偷懒"，工作效率太低下，这个时候我们只要稍稍"敲打敲打""提醒提醒"就好，比如体重的减轻，口服降糖药物就能达到这个功效。对于糖化血红蛋白大于 9%，有明显的口渴、多饮、多尿、体重减轻的情况，这时候才考虑使用胰岛素这把"利器"。

低糖增重要关注

武器再优良，也有它的软肋。胰岛素也有它的两大不足之处：

一方面，一个就是前面我们说的低血糖问题，皮下注射的胰岛素，这是咱们请来的"外援"，干起活来死板不灵活，打进去多少就发挥多大作用，特别是胰岛素剂量比较大的时候，身体发生点小变化，不是像往常那样按部就班了，比如吃得少了一点、饭晚吃了一点、多走了些路等，就有可能会出现低血糖的可能。

另一方面，糖尿病如果血糖控制不好，就会体重减轻，这是因为体内胰岛素的作用不足，血糖的"流失"，带走了能量、带走了体重。皮下注射胰岛素大大提升了身体内的胰岛素数量，"保住"了血糖的同时，也"保住"了体重。因此使用胰岛素的同时，会出现"体重增加"。胖和糖尿病密不可分，体重的增加会进一步加重糖尿病的病情，病情加重势必增加胰岛素剂量，胰岛素剂量越大，体重增加越为明显，以此恶性循环。

这就告诫使用胰岛素的患者，必须要"管好嘴，迈开腿"，能量的入与出尽可能地保持平衡；另外还可以采取一些别的办法，使得胰岛素的剂量少一些。

针药联合好搭档

要想取得一场战争的胜利，往往需要海陆空联合作战。要想打赢糖尿病这场战争，我们同样需要两条腿走路。既然存在，就必有它的价值，胰岛素、口服降糖药物采用不同的手段发挥降低血糖的作用，二者各有优势、各有不足，联合在一起可以扬长避短、获益多多。

根据我们之前讲过的，口服药物可以使胰岛素更好地发挥作用，二者联合以后胰岛素干活干得更好了，这样胰岛素的剂量就不需要那么多，胰岛素剂量减少了，低血糖、增体重的问题也就不那么明显了。

因此，在糖尿病治疗的"征途"中，如果没有使用口服降糖药物的禁忌，推荐病友们即便是开始了胰岛素的使用，也不要停用口服降糖药物，两条腿走路，血糖可以走得更"稳"。

打胰岛素，为什么眼睛看不见了

"特殊"患者的"特殊"经历

一阵喧哗声打破了病房的宁静，原来是9号病床又新来了一位"特殊"的患者。这位"特殊"的患者是谁呢？他是李伯，糖尿病已经跟他十几年了，说来他也是个老糖尿病了，但是李伯在糖尿病这个问题上有些较劲和认死理。最近一年李伯的血糖总是控制不好，有点"节节攀升"，医生认为李伯的糖尿病单吃药物可能不是很管用了，是时候该用胰岛素了，但是李伯认为打了胰岛素，就要天天"背"着杆"药枪"，每天还要在自己身上扎不少小"眼"，麻烦不说，还受罪，为此家人医生怎么说都没用，他就是坚决不用。

这几天李伯口渴很明显，吃不下饭，还总是想吐，人也越发没了精神。家人好不容易说服他来医院检查，检查后才知道李伯血糖很高，而且还引发了糖尿病的急性并发症——糖尿病酮症酸中毒，这种情况需要住院治疗，必须要用胰岛素才行，否则会有生命危险的。所以这次，家人再不能由着李伯自己的性子了，生拉硬拽地让李伯住进了医院，这不李伯正在和家人争吵，重申自己的"原则"，坚决不用胰岛素。为了让李伯度过这个"紧急关头"，家人医生想尽了办法，最后李伯总算是勉强同意试试看。

几天下来，治疗效果令大家都很满意，李伯的血糖平稳了，精神也恢复了，正常吃饭了，各项检查指标也都基本恢复了，这时李伯却突然又坚决不愿意再打胰岛素了。这是为什么呢？原来李伯发现自己看东西眼发花，看不清楚。李伯开始埋怨家人和医生，认为都是他们的错，不打胰岛素时好好的，这下可好了，胰岛素是打了，眼睛却要看不见了，家人埋怨李伯说都是他的错，要早打胰岛素，就不会出现今天这种情况了。

那么，到底错在谁呢？

相互埋怨，错在哪方

其实呀，这是胰岛素给李伯开了个小小的玩笑。像李伯这样血糖控制不好的，血糖波动比较大的糖尿病患者，刚开始使用胰岛素的时候容易出现眼花、视物模糊的情况。因为当你血糖高的时候，会感到口渴，要喝水，你的眼睛一样会"渴"，眼睛里的每个零部件也要"喝水"，眼睛"充了水"，你慢慢地适应了用这双"充水"的眼睛去看东西。当你开始胰岛素治疗时，血糖迅速下降，你不再口渴了，眼睛也同样不"渴"了，不再需要那么多水了，"充水"的眼睛不再"充水"，恢复了正常，但你却不能一下适应它，这时眼睛看东西就会感觉模糊不清，但是这只是暂时的，不要害怕和着急，给自己些时间来调整和适应，这种情况一般都能自行恢复，不需要处理的。

李伯将信将疑地又同意继续打胰岛素了，眼睛看东西果然是逐渐恢复。过了三五天，看东西又和以前一样了。李伯经过住院这些日子和胰岛素的交手，感觉使用胰岛素也没自己想得那么可怕，还是可以接受的，按李伯的话说"我和胰岛素真是不打不相识呀"。

胰岛素泵，有点"笨"

　　随着糖尿病患者数的日益庞大，糖尿病治疗的手段也是越来越多，糖尿病病友及其家属获取糖尿病治疗的手段和方式也是越来越丰富。这其中不免有些信息会具有一些片面性，或是内容过于专业，这样就容易造成读者的误解或是理解偏差。

　　一位中年男性在门诊对医生说："大夫，我妈今年快70岁了，患糖尿病已经20多年了，现在眼睛已经看不见了，听说现在有胰岛素泵，只要安上这个胰岛素泵糖尿病就能治好，过去我们没有条件，如今经济条件好了，我们决定给我母亲安装这个泵，这样我们子女不在身边，也算是尽孝心了"。

　　在糖尿病门诊还会碰到不少成功人士，一见到医生就说："大夫我想装个胰岛素泵，现在有条件了，却得了糖尿病了，这也不能吃，那也不能吃的，听说装了胰岛素泵就可以一泵解千愁，再也不用担心血糖问题了。"

那么胰岛素泵真得就像他们所说的那样神通广大、简单易行吗？

胰岛素泵，贴身"小卫士"

胰岛素泵从某种意义上讲可以称为"人工胰腺"，其大小就像名片盒那么大，它可以挂在腰带或是放在衬衫或者裤子的口袋里，外型很像寻呼机。它模拟咱们人体正常胰腺的工作方式，平时不断地输注微小剂量的胰岛素（称为基础率）以满足人体正常的生理需要，保持不进餐时的血糖稳定。进餐前或进餐时再输入一定剂量的胰岛素（餐前追加量），以确保进食的食物不会引起血糖大的波动，保持进餐后血糖的稳定。

胰岛素泵，吃饭的、不吃饭的血糖它都能来管理，24小时不休息，的确是目前控制糖尿病的好方法之一。它就像是一名糖尿病患者的"贴身卫士"，全天候地控制着糖尿病患者的血糖。目前胰岛素泵已经使很多病友从中受益，

"泵"出欢乐。

胰岛素泵，有一点点笨

但是这名"小卫士"毕竟也只是一种机械装置，还是有点"笨"的。目前还必须由主人下达命令，它才会去做事，否则它不会自己主动做任何事情。

现在用于糖尿病患者的胰岛素泵，是一种被称为开环式的胰岛素泵，它还不能自动感知体内的血糖变化情况，更不会知道你将要吃什么，需要多少剂量的胰岛素可以保持血糖稳定，所以每次吃饭前必须由糖尿病患者本人根据进餐的情况来决定注射多少剂量胰岛素，然后把这个指令输进机器，胰岛素泵再执行命令。

所以，前面那位中年男士的老妈妈，身边没有人照顾，眼睛又看不见，自己操作胰岛素泵可谓是困难重重。因此必须要有旁人替她操作机器，否则是不适合使用胰岛素泵的。

胰岛素泵治疗，和其他糖尿病治疗方法一样，仍然要求患者不能放松控制饮食、运动锻炼等糖尿病的基础治疗，同时还需要患者不断地学习，付出自己的努力与精力，这样才能达到对血糖的良好控制。

很多糖尿病患者及其家属得知胰岛素泵的良好治疗效果时都很欢欣鼓舞，但当他们了解了，并真正认识到胰岛素泵治疗还需要一定的知识和技能，而且胰岛素泵本身也并不会自动治愈糖尿病的时候，就会感到失望与沮丧。

世上任何事情都没有捷径可以走，所以前面说的那些成功人士就过高地估计了胰岛素泵的本事。因此要是真的想长期使用胰岛素泵治疗糖尿病，在考虑采用胰岛素泵治疗之前就应该有这方面的心理准备。

胰岛素泵，日久见真情

胰岛素泵安装容易，真正运作起来还是要费一些心思的。装胰岛素泵不用开刀，只需将泵内的贮药器内装上短效或是速效胰岛素，连接导管，将小针扎在皮下，然后用专用胶贴固定就好了，整个过程要是熟练的话几分钟即可完成。

但是新鞋穿在脚上，刚开始时总是会有点磨脚的，胰岛素泵也一样有它的磨合期，这个时间短则几天，长则数周、数月不等，医生或是专业人员在这期间会一天8次的或是更多的检测你的血糖，根据血糖情况逐步调整各个时段的胰岛素剂量（基础量）以及饭前的胰岛素剂量（餐前追加量），直到摸索出能使血糖控制平稳的一个治疗方案。在这个磨合期，使用者可能会出现血糖忽高忽低，甚至出现低血糖反应。

胰岛素泵装上了，磨合期也过了，这时依然要求患者坚持监测血糖。我们知道血糖不是一成不变的，它是在不断变化的，饮食、运动、情绪甚至社会、家庭和环境等诸多因素都可以对患者的血糖产生影响。目前的胰岛素泵只能按部就班地、机械地执行工作，不管血糖是高还是低，要是没有我们人为地下命令，它还是一成不变地输注原有剂量的胰岛素，这样就会使血糖继续增高或是继续减低而导致严重后果，如低血糖昏迷或是糖尿病酮症酸中毒等。所以，这就要靠我们自己每天监测血糖，在必要时还要适当调整一下胰岛素的剂量。

机器都要好好保养，胰岛素泵也不例外。电池、贮药器、导管等都需要定期更换，不能安上了就再也不去管它了。好马也有失前蹄的时候，胰岛素泵毕竟是机器，也会出毛病，如停止工作和管道发生阻塞，当发生这些情况时，胰岛素泵大多数情况下也会发出警报，告知主人。因此，患者每天最好能对机器进行检查，必要时需要随身携带胰岛素注射器具以备用，以便万一机器发生故障不能立即恢复工作时应急使用。

胰岛素泵，使用前建议

胰岛素泵确实是一个很好的治疗糖尿病的方法，但它也有美中不足的地方，它的使用和糖尿病其他治疗手段一样，也有其适应证和使用原则，不是什么样的糖尿病患者都适合选用，更不是戴上胰岛素泵就万事大吉了。

所以在你想选择胰岛素泵治疗之前，首先，要确定自身是否需要胰岛素泵。胰岛素泵，简单地说就是把胰岛素送入人体的机器，所以只有需要胰岛素控制血糖的糖尿病患者，才可以考虑使用这个机器。1型糖尿病，必须使用胰岛素治疗，胰岛素泵是最佳选择，特别是使用胰岛素笔打针的方法不能很好地控制血糖时尤其需要考虑；妊娠期注射胰岛素血糖控制不是特别理想的，糖尿病并发急性并发症或合并严重感染的患者，在有条件的情况下都选择使用胰岛素泵治疗。如果是单单为提高生活质量，省却注射麻烦者，胰岛素泵并非必需；对于口服药物就可理想控制血糖者，用胰岛素泵更是画蛇添足，有点杀鸡使用宰牛刀的味道。

其次，要考虑自己能否经常进行血糖自我监测（每天至少 4 次），是否有一定文化知识和理解能力，在医生或专业人士的指导下能学会胰岛素泵的基本操作，如更换电池及贮药器，餐前追加量的输注等，另外胰岛素泵出现一些小问题还要能够自己会处理。

最后，还要考虑自己或是家庭的经济实力能否承担这笔不菲的支出。胰岛素泵的花费有两个：一个是泵本身的一次性投入（1 万～7 万元左右），另外一个就是长期的投入，也就是胰岛素泵耗材问题（每月 500～1000 元左右），包括电池、装胰岛素的药管（贮药器）、导管等。

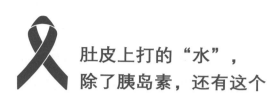

肚皮上打的"水"，除了胰岛素，还有这个

对于糖尿病医生和患者来说，咱们"修理"糖尿病的"工具箱"里好东西是越来越多，这在以前是无法想象的，使得我们在"对付"糖尿病的问题上又增加一份底气和信心。我们需要好好把握，这样才能找回健康。

胰岛素是在肚皮上打的"水"，在肚皮上打的"水"是不是都是胰岛素？

还有一个它

这个"水"，也需要在肚皮上打，它的名字叫 GLP-1 类似物，也可称它为胰高血糖素样肽 -1 类似物。说来话长，GLP-1 类似物也算是"千年的媳妇，终于熬成了婆"，它苦心修炼多年，才博得今日光环。

科学家很早就发现，如果经口吃进去的葡萄糖，经过胃肠道消化的同时，体内会释放出大量的胰岛素，来帮助我们降低血糖。但是如果把这些糖直接注射到血管里，就没有这个现象发生，所以说在肠道里肯定存在一些能够促使胰岛素分泌，协助降糖的东西，GLP-1 就是这其中的一员。

天然的 GLP-1 虽好，却是"昙花一现"，寿命很短，在体内很快就会被分解而失去作用。所以就要寻找到一种东西既要具备 GLP-1 的优点，又不要像 GLP-1 那么"短命"，这样就促进了 GLP-1 类似物的研发。

科学家们兵分两路，一路人马抱着"源于自然"的想法，向自然界寻找答案，发现有种"暴饮暴食"的毒蜥蜴，有饭了就大吃特吃，没饭了就忍饥挨饿，尽管生活习惯很糟糕，但是人家血糖控制得却很好，这个家伙用来控制血糖的"看家法宝"正是我们所需要的 GLP-1 类似物，有 GLP-1 的作用，却又比 GLP-1 的寿命要长，如现在市场上的艾塞那肽注射液。

另一路人马抱着"改造自然"的态度，凭借科技是第一生产力的决心，对体内 GLP-1 的天然结构进行略微改造，延长寿命的同时降糖作用还一点没有消减，最终也获得了另一种 GLP-1 类似物，如现在市场上的利拉鲁肽。目前此类药物还在不断研究改进，一周注射一次的"药水"，也将陆续和大家见面。

魅力所在

GLP-1 类似物的出现，打破了降糖领域数十年的沉寂，吸引了诸多的关注，带来了诸多的惊喜，称得上是无限风光、魅力四射。

智能降糖：GLP-1 类似物的降糖被称为葡萄糖糖依赖性的降糖，也就是说它的降糖作用与血糖高低有关，血糖越高，降糖作用越强；血糖正常或血糖偏低，则基本上不发挥降糖作用，这样就大大减少了糖尿病患者最常见也是最怕遇见的低血糖反应。

有加有减：既往降糖药物包括胰岛素在内，都是单方面地从"加"入手，如增加胰岛素、增加糖的转化，这往往使矛盾越积越深，使降糖治疗"步步深入"，造成了加大剂量、联合用药的结局。GLP-1 类似物还从"减"入手，不但通过增加"胰岛素"的分泌来增加降糖作用，还通过减低胰高糖素的升血糖作用来减弱体内的增高血糖力量，做到辨证降糖。

控制源头：大家都知道血糖的主要来源是进餐，很多时候我们胃口大开，难于抵制美食的诱惑。现在 GLP-1 类似物可以抑制胃肠道蠕动延迟胃排空，产生短暂的食欲下降和饱胀感，只看不吃的滋味也就没那么难受了，这一点对减轻体重也十分的有力。

标本兼治：GLP-1 类似物降糖的同时，还很注重体内生产胰岛素的工厂——胰岛 β 细胞的恢复和重建，从目前应用的情况来看，它可以不同程度地增加胰岛 β 细胞数量，但是最终胰岛 β 细胞能恢复到什么样的程度，还需日久见分晓。

量力而行

任何东西再美，总会有它的不足之处，GLP-1 类似物也不例外。对于 1 型糖尿病、儿童、孕妇及哺乳期妇女不宜使用。有些人使用后会出现恶心、呕吐、腹泻等不适，好在随着使用时间的延长，多数不适症状会有不同程度的改善。

"路遥知马力，日久见人心"，GLP-1 类似物使用的时间还不长，我们对它的了解还不深，还需要在以后的使用中进行长期的观察和了解。此外，还有一个关键的问题就是价格，GLP-1 类似物每月治疗费用在千元以上，可谓有点"富贵"，糖尿病治疗并非一日两日，是个终身问题，大家还要量力而行。

谁"偷吃"了妈妈的血糖

糖尿病患者真心不容易，因为糖尿病是个不甘寂寞的"主儿"，自己不请自来倒也罢了，可是往往还会拉着一帮"狐朋狗友"一起来造作。

大多糖尿病患者，特别是老年糖尿病患者，不仅要和糖尿病"战斗"，还要和它的这帮"狐朋狗友"来作斗争。这个战斗的利器就是我们吃进去的药物。这时候，问题就来了，"医生，我还有高血压、高血脂、冠心病，除了吃降糖药和打胰岛素，我还要吃好多药，这些药会影响我的血糖吗？"

多种药物一起"上阵"在糖尿病病友中非常多见，药物间的相互作用不仅是困扰医生的实际问题，同时也是众多患者的疑惑之处，那就让我们一起来说说这些年对血糖有影响的那些药吧。

谁"偷吃"了妈妈的血糖

小张的妈妈是个糖尿病患者，服用二甲双胍片和格列吡嗪片控制血糖，双胍类加上磺脲类的"黄瓜"治疗是糖尿病口服药物常用的方案，妈妈的血糖控制理想。

这个早晨和往常一样，妈妈早早地起来，准备给一家人做早饭，突然感觉到头晕眼花、没有力气、心慌难受、浑身冒汗，险些摔倒，小张看到妈妈的脸色很难看，连忙跑过去扶妈妈坐下，"妈妈你怎么啦？咱们到医院去看看吧。"妈妈让小张不要紧张，"我就是感觉肚子很饿、很想吃东西，可能吃点东西就好了。"

小张连忙扶妈妈坐下，吃了两块蛋糕后就感觉好多了，母女俩这才放了心。可是第二天又出现了这种情况，赶快吃了点东西后又恢复了正常。妈妈这是怎么回事呢？一向身体健康的妈妈难道得了什么病吗？

小张的邻居也是个老糖尿病了，觉得这种症状很像是低血糖发作，于是在小张的妈妈出现症状的时候拿来了自己的血糖仪，给她测了个血糖，发现只有 2.5mmol/L。这下小张着急了，妈妈的血糖怎么会这么低呢？是谁"偷吃"了妈妈的血糖呢？

小张很担心妈妈的身体，为了抓出这个"偷吃"血糖的家伙，于是带着妈妈来到了医院。妈妈近来 2 周左右因为排尿次数增多、排尿疼痛，以前也有类似经历，八成就是尿路感染，自己服用了甲氧苄氨嘧啶／磺胺甲噁唑（TMP/SMX）药物治疗。

看到这里，这个"迷团"基本上就可以解开了。原来磺胺类药物可使得磺脲类药物降糖作用加强，引发血糖降低。因此，就是这个磺胺类药物"偷吃"了妈妈的血糖。

"偷吃"血糖的药物需防范

还有哪些药，如果碰上了，可能会降低血糖？如果病友们服用下列药物需要关注自己的血糖，有些时候可能医生也不一定会注意，您或许可以友善地提醒一下医生。

非甾体类抗炎镇痛药：常用于退热、止痛，如上呼吸道感染、骨关节炎等。常用的药物有阿司匹林（大剂量）、对乙酰氨基酚、吲哚美辛、保泰松、柳氮磺吡啶等。此类药可增加外周组织对葡萄糖的吸收，增强胰岛素及磺脲类降糖药物的降糖作用，增加低血糖的发生风险。

β 受体阻滞剂：常用于调整心率（律）、控制血压。常用药物有普萘洛尔、美托洛尔、比索洛尔等。此类药可阻止肾上腺素升高血糖的反应，干扰机体调节血糖的功能，与胰岛素促泌剂（如磺脲类、格列奈类降糖药）或胰岛素合用时可增加低血糖的发生危险。此外，此类药物的 β 受体阻滞作用往往会掩盖心悸、颤抖等低血糖症状，从而延误低血糖的及时发现与诊断。

血管紧张素转换酶抑制剂及血管紧张素转换酶 Ⅱ 受体拮抗剂：常用于控制血压、减少尿蛋白、保护肾脏，常用药物如卡托普利、依那普利、贝那普利、氯沙坦、缬沙坦、厄贝沙坦等。此类药物可改善胰岛素敏感性，降低胰岛素抵抗，有增强降低血糖的作用，但低血糖发生风险极低。

氟喹诺酮类抗生素：除了上文提及的磺胺类抗生素外，此类抗生素也可导致低血糖或高血糖，但其对血糖代谢影响的机制尚不清楚，且对血糖的影响与剂量不相关，其引起糖异常升高或降低的幅度及发生时间没有绝对的规律可循，个体差异较大。因此，临床使用时不管患者是否患有糖尿病，都不要忽略药物可能对血糖造成的影响，常用药物如加替沙星。

奥曲肽：主要用于肢端肥大症、上消化道出血等疾病。其具有抑制生长激素、胰高糖素分泌的作用，并可延缓胃排空、减缓胃肠蠕动，引起食物吸收延迟，降低餐后血糖水平。因此在使用奥曲肽时要注意血糖的监测，预防低血糖的发生。

其他：如抗凝血药、胍乙啶、甲氨蝶呤、抗抑郁药（特别是单胺氧化酶抑制剂）、溴隐亭、吡多辛、茶碱、氨茶碱等，也可通过不同方式产生直接或间接影响胰岛素的作用，导致血糖降低，故应用此类药物时注意监测血糖，预防低血糖。

血糖居高不下的背后推手是谁

有药物好心办坏事，帮助降糖药物一起来降血糖，结果容易出现低血糖，有药物可能纯粹就是瞎捣乱，阻止降血糖的正常工作，升高了血糖。

这是一位患者 39 岁的女性患者，因糖尿病，血糖控制不理想来门诊就诊。患 2 型糖尿病病史 1 年多，一直服用二甲双胍片，血糖控制理想。最近 2 个月感觉口干、多饮明显。化验空腹血糖 8.6mmol/L，餐后 2 小时血糖 13.1mmol/L，糖化血红蛋白 8.2%。患者找不出血糖升高的理由，带着疑惑来找医生帮忙。导致该患者高血糖最可能的原因是什么？

医生细细询问了患者近 2 个月生活、工作上都与以往有哪些不同，来帮助患者寻找高血糖的背后推手。原来患者近 2 个月改变了避孕措施，使用口服避孕药物避孕。

口服避孕药主要成分为雌孕激素，这会使部分女性血糖调节紊乱，使得胰岛素不愿意干活，医学上称为胰岛素抵抗，从而引起血糖升高。因此对于女性糖尿病患者，服用避孕药很可能会使血糖不好控制，建议使用其他方式避孕。

这些年遇上的升糖药物知多少

还有哪些药，如果碰上了，可能会升高血糖：

升血糖的激素：除了上面提到的雌孕激素，还有糖皮质激素、胰高血糖素、肾上腺素、去甲肾上腺素、甲状腺素、生长激素等，均能对抗胰岛素的降糖作用，升高血糖。

某些钙通道阻滞药：包括地尔硫䓬、硝苯地平及维拉帕米。前两者的不良反应中有高血糖；维拉帕米的不良反应中有糖耐量减低。使用时应加以注意。

β_2 受体激动剂：沙丁胺醇，能有效地抑制组胺和致过敏性迟缓反应物质的释放，防止支气管痉挛，主要用于支气管哮喘、喘息性支气管炎、支气管痉挛、肺气肿等。该药可使体内糖原分解增加，血糖升高。

抗结核药：如异烟肼及氨基水杨酸钠、吡嗪酰胺，均能抑制胰岛素的分泌，血糖利用减少，使血糖升高。

抗癫痫药：如苯妥英钠，能抑制胰岛素释放，使血糖升高，该药与口服降糖药物合用时，可使降糖药代谢加速，从而减弱其降血糖作用。

其他：部分精神类药物，如氯氮平、地西泮、阿普唑仑、硝西泮等镇静药抑制糖的利用；氢氯噻嗪能抑制胰岛素分泌；氯丙嗪由于降低血压反射性地增加肾上腺素的作用，并抑制胰岛素的释放，因此这些药物使用，或可致血糖增高。

测血糖的"潜规则"

潜规则之一：化验血糖要守时

　　在门诊，常常会遇见这样一些糖尿病患者，接近中午了，匆匆忙忙来到医院，说："大夫，给我查个空腹血糖吧，我没吃饭也没喝水。"大夫会给他查这个空腹血糖吗？答案是"不会查"，即便查了也不能算是真正的空腹血糖。这是为什么呢？

　　医学检验要求的空腹至少是 8 小时之内不吃任何食物，但空腹时间也不宜过长，最好是空腹 12～14 小时。这里要说明的一点是，空腹抽血的空腹指的是不吃任何食物的意思，是可以饮水的，如果有高血压等疾病，服用降压药也是完全可以的，不影响血糖的测定。

235

如果空腹时间超过 14 小时，往往会因过度饥饿，致使身体的生理和代谢活动发生改变。血糖是身体的主要能量来源，就像汽车需要汽油一样，身体没了血糖也会动弹不了。要维持身体血糖处于一个稳定水平，一是靠咱们的一日三餐，另一个就是咱们的肝脏在不吃饭的时候生产一些糖，根据需要释放入血，这样就保证了吃不吃饭，都不会低血糖，保持了血糖的稳定。在长期不进食的时候，肝脏为了防止低血糖的发生，会把储备在肝脏的糖分释放到血液中，使血液中的糖水平有一定程度的升高，所以这时的血糖水平不是真正的空腹血糖。因此，测空腹血糖最好是早晨医生一上班就来，不要饿肚子时间太长。

如果是化验餐后 2 小时血糖，这个 2 小时是以吃第一口饭开始看表计时，2 小时后抽血。很多病友往往认为是吃完饭以后开始看表计时，餐后血糖会随着时间的延长，逐渐降低，所以如果时间计算错误，也不会获得真正的餐后血糖结果。

潜规则之二：化验血糖要全面

一些糖尿病患者按时来医院，只是为了开药、吃药，不按期监测血糖；也有不少患者虽然也测血糖，但只监测空腹血糖，认为空腹血糖控制好了就一好百好了。这些做法显然都是不正确的。

每个人一天中的血糖水平并不是一成不变的，它就像波浪一般，有起有落，有高有低。一般在空腹、饭前、睡前时的血糖水平比较低，而三餐后的血糖水平比较高。所以了解血糖的情况，应该了解"全天候"的血糖，监测不同时间的血糖。

此外，糖尿病患者还应该检测一个"平均血糖"，它能告诉你近 2~3 个月的血糖控制情况，而且这个"平均血糖"查起来也很方便，随到随抽血，不受时间、不受吃饭的影响。这个"平均血糖"，医生称为"糖化血红蛋白"，如果经济条件许可，糖尿病病友可以每隔 3 个月检查一次。

潜规则之三：化验血糖防作弊

很多患者常常有这样的想法，如果第二天要查血糖了，特别希望这次化验结果正常，所以吃饭非常注意，严格控制，尽量少吃甚至不吃；或者是知道运动能降血糖，平时不锻炼，快要测血糖了，就好好锻炼一把，测得的血糖低了也就可以心安了。还有患者就大吃特吃，想看看自己的血糖最高能有多高，似乎要来个挑战，探个极限。

这些做法其实类似"作弊"行为，如果这样做了，你拿到的这个化验结果就是"假的"，低了自自欺人，高了也没任何参考价值，因为它不能反映出日常的血糖控制情况，从某种意义上讲，这个血可以算是白抽了，钱白花了，没有用。

所以建议糖尿病患者抽血前，平时饭怎么吃、运动怎么做、药物怎么用，抽血检查前就按常规去做，不要"作弊"，这样才能反映出真实的你，才能让你的血不白流，钱不白花，才能获得真正的血糖结果，及时发现情况，及时调整。

潜规则之四：化验血糖需服药

这个"潜规则"上面已经提到了，之所以单独提出来讲，说明它很重要。因为很多糖尿病患者来查血糖，特别是餐后血糖时，会刻意停用平时使用的降糖药或胰岛素，目的就是为了看看血糖怎么样。这样做肯定是大错特错的。

当被诊断为糖尿病以后，使用药物或是胰岛素控制血糖，这时再进行血糖检测的目的是看看目前选择治疗糖尿病的方法行不行，用的药对不对、够不够。所以查血糖时，就要按照平时用药的方法继续用药，了解用药情况下"真正"的血糖控制情况，这样才能根据真实的血糖数据看是否需要对现在的降糖药或胰岛素进行调整。

糖友们请注意：别让血糖欺骗了你

糖友们都知道，糖尿病控制得好不好，要靠血糖来检验。那么，问题来了：如果血糖显示好，糖尿病就真真切切地控制好了吗？如果血糖显示不好，糖尿病就真真切切地控制不好了？

偶测血糖，很不靠谱

这个问题说过了，但是还要再说，因为很重要。糖友们和血糖的斗争不是一天两天了，应该能感觉得到，这血糖还是比较有性格的，饮食、运动、情绪、睡眠、服药以及女性的生理周期等，哪一个方面稍有改变，都可能影响到血糖的高低。不少糖友，一个月或更长的时间去医院测一次血糖，而且大多测的是空腹血糖，并以此判断糖尿病的控制情况，这是不可靠的。

如果您到内分泌科或糖尿病门诊要求调整自己的血糖，医生往往会要求您在家连续监测 2～3 天的血糖，其中包括空腹或餐前血糖、餐后 2 小时血糖、睡前血糖，这样才能真正了解您的血糖控制情况，不要被偶然一次检测的血糖所欺骗。

欲善其事，先利其器

自备血糖仪：血糖的监测可以通过去医院抽血检测或是在家里自行扎手指血糖仪检测。去医院往往会打破平常吃饭、用药的时间规律，去医院途中可能会遇到交通堵塞，或到医院后遇到人多排队等情况，产生急躁情绪，如果单单为了测个血糖就跑医院，不划算不说，往往还不能反映血糖的真实情况，因此有条件的病友购买一台血糖仪，无疑是一个一劳永逸的选择。

挑选血糖仪应"量力而行"，个人家庭收入尚可，就选择进口品牌，如果经济能力目前还处于努力奋斗阶段，就选择国产有信誉的品牌，切不可贪图便宜，尤其是不要陷入各种赠送陷阱。

校对血糖仪：血糖仪是需要定期清洁和校对的。最简单的校对方法就是去医院抽静脉血测血糖的同时用自己的血糖仪也监测血糖，如果医院血糖＜5.6mmol/L时，则血糖仪血糖应在±0.83mmol/L偏差范围内；如果医院血糖≥5.6mmol/L时，则血糖仪血糖应该在±15%偏差范围内。

举个例子，如医院血糖5.4mmol/L（＜5.6mmol/L），则血糖仪测得血糖应该在4.6～7.0mmol/L之间（±0.83mmol/L偏差范围内）；如医院血糖6.8mmol/L（＞5.6mmol/L），则血糖仪测得血糖应该在5.8～7.8mmol/L之间（±15%偏差范围内）。建议每月校对一次，如偏差较大，则需考虑更换血糖仪。

试纸仪器要匹配：测试之前一定要确保血糖仪屏幕上显示的条码数值与试纸条上的条码保持一致，忘记调条码是血糖检测时最易犯错的原因。当然也可以考虑使用免条码的血糖仪，这样会简便许多。此外，试纸应该保存在阴凉干燥处，勿在空气中暴露过久，注意试纸的有效期限，过期了不能使用。

操作不当，血糖不准

测前洗手：手指不"干净"，特别是手抓过水果或剥过水果，不清洗干净，食物的糖混入了血液，测得的血糖结果会比真正的血糖高出许多。

手指要干：洗手后或是使用酒精消毒后，一定要等到水分或酒精挥发干燥后再进行采血，否则水分或酒精会稀释血液，测得的血糖会比真正的血糖低。

血量足够：采血针扎进手指的深度以血滴自然留出为宜，如扎得过浅，血流不畅，用手挤出的血液则会混入很多组织液，血液被稀释，测得的血糖会比真正的血糖低。

重测换手：如果怀疑测得的结果有误，不应当用同一手，更不能使用同一个手指，最好换另一只手重新测试。因为针刺取血时，疼痛刺激后手指局部释放炎性介质和缩血管物质，会使局部的血液流动改变，也会影响到血糖，在此再次取血测得血糖更加不"准"了。

排除干扰，还原真相

打一开始，咱就领教了，血糖是个有性格的主，所以

243

测血糖的时候咱可要方方面面都要照顾了，测血糖时多问自己几个问题，给自己来个自查自纠，这样才能测出自己真正的血糖水平，知晓自己和糖尿病斗争的战绩。

饮食：进餐的时间和平常一样吗？进餐的分量和平常一样吗？食物的种类丰富了吗？

药物：药物的种类和平常一样吗？药物的剂量和平常一样吗？用药的时间正确了吗？

运动：每天坚持运动了吗？运动的时段和平常一样吗？运动的时间和平常一样吗？运动的强度和平常一样吗？活动量是否和平常一样呢？运动后是否出现低血糖进餐的情况呢？

心情：有无不开心？有无工作压力大？

睡眠：有无失眠？有无熬夜？有无睡懒觉？

糖化测定，有力补充

能够反映糖尿病控制好坏的，除了测血糖，其实还有另外一个办法就是测糖化血红蛋白。糖化血红蛋白可反映近期 2~3 个月的血糖控制情况，糖化血红蛋白的检测不需要空腹，可以在任意时间采血，不受饮食、运动等生活方式变化的影响，一般不会"欺骗"人，可以每 3 个月检测一次。

5

糖尿病，甜到忧伤

糖尿病无处不在，有人就有糖尿病。糖尿病起的这个名字，就很具有欺骗性，初次的相遇，只是尿里有点"甜"，又有何惧？殊不知糖尿病还可以慢慢地"甜"到你的心里、肾里、眼睛里，"甜"到身体的每一寸"领地"，糖尿病带来的并发症，是示威，同时也是警告，请充分且全方位地了解和认识并发症，好好对待糖尿病吧，不要"甜"到浓浓的忧伤。

糖尿病，低血糖比高血糖更可怕

如今糖尿病对我们每个人来说再不是什么新鲜的名词了，糖尿病简单地说，就是身体调节血糖的某个"零部件"出了问题，导致血糖增高。糖尿病可以说是个难缠的"主"，一旦和这个"糖魔"有了瓜葛，"降魔"道路可就漫长了。有"降魔"经验的病友一定有这样的体会，这个"糖魔"可是不好对付，你强他就弱，你弱他就强。只要一放松警惕，他就会派来高血糖、低血糖两兄弟来给你颜色看。

低血糖的危害，以分钟计算

降"糖魔"的路上每个人都会和高血糖、低血糖这两兄弟碰面交手的。人们往往认为糖尿病是以血糖升高为主的疾病，血糖低一点总比高一点好。其实，低血糖比高血糖更可怕。因为高血糖和低血糖这哥俩性格迥异，高血糖是个慢性子，能够打持久战，一点一点地伤害你，暂时不影响生命，高血糖对人体的危害一般要经过几年，甚至十几年的时间，所以它的危害性是以年来计算。

低血糖可就是急性子，如果不及时"修理"它，则可能在很短的时间内就会"摧残"你，要是超过6小时发生的脑组织损伤根本不能恢复，时间再长一些，就会导致死亡。即便在深度昏迷时抢救过来，最后也会变成傻瓜或是植物人。所以它的危害性就要以分钟来计算了，因此也不可小瞧了低血糖。

低血糖的识别，生死一线间

大家先听我讲个"故事"，就会对低血糖有一些具体的认识了。

张老伯糖尿病多年了，使用注射器打胰岛素（现在很多病友都是使用胰岛素笔注射，使用注射器是越来越少了，但是有些老患者还在使用这个方法，注射器注射胰岛素不推荐使用，建议尽早更换为胰岛素笔注射），因为视力不好，一毫升注射器上的刻度看的不是很清楚，每次都是凭着自己的感觉抽多少打多少。这天晚饭后又和老朋友们一起聊天，张老伯突然说话声音很大，开始胡言乱语，大家刚开始还以为他在开玩笑，逗乐子，看着他那滑稽相，都禁不住哈哈大笑，后来发现情况不对头，急忙送到医院，测血糖，结果1.2mmol/L，医生诊断低血糖，原因推断是胰岛素注射过量，迅速静推葡萄糖后，一切恢复正常，事后张老伯对刚才发生的情况一点都记不得了。

这个故事说明低血糖来势凶猛，不过只要及时识别它，认出它，积极应对它，它消失得也很快。但如果不能及时识别认出它，那肯定是要酿成悲剧的。

低血糖的症状，奏响"三部曲"

低血糖不是一种疾病。对于没有糖尿病的人来说，如果血浆葡萄糖浓度低于2.8mmol/L，即可确诊为低血糖；对于有糖尿病的病友来说，低血糖的标准就上调了，血浆葡萄糖浓度低于3.9mmol/L，就是低血糖了，需要立即采取行动，"赶走"低血糖。

低血糖有七十二变的本事，它表现多样，所以识别起来也有一定困难。低血糖的症状总结一下可称其为三部曲：

序曲（较轻的表现）：心慌、出汗、手抖、头晕、饥饿感、烦躁、全身无力等，如此时不处理，血糖继续下降，就步入进行曲。

进行曲（较重的表现）：这时可产生各种精神改变的表现，如多话、答非所问、异常兴奋、幻觉、又唱又跳、神志不清、发呆等，此时常被误认为精神病而贻误治疗。如果这时还不理睬，血糖再继续下降，那低血糖就要下黑手了，下一步就到了终结曲（很重的表现）。

终结曲（很重的表现）：这时就会完全失去知觉、抽搐、发生昏迷，最后导致植物人，甚至死亡。

对于许多糖尿病患者，如果病史超过 5 年，低血糖反应的一些症状慢慢地就会消失。比如在过去血糖偏低时会出现饥饿、出汗、焦虑以及心率增快等，但现在这些症状则越来越不明显，甚至有时你毫无察觉，而有的时候低血糖的表现可能仅仅是发困想睡觉。

若是在识别低血糖方面有困难，最简单的办法就是，如果糖尿病患者有异常的、不舒服的感觉，家人发现糖尿病患者有和往常不一样的言行举止等，那就立即测一下血糖，看看到底是不是低血糖，如果当时没有条件测定血糖，也可进食一些含糖的食物（如糖果）或含糖饮料，如果症状缓解，那么低血糖的可能性也很大，不过必须是在患者意识清楚的时候才可以进食，要是患者昏迷、意识不清的时候是不能进食的。

低血糖的预防，提前可做起

低血糖虽然是糖尿病治疗中的常见并发症。但它是可以避免的。每个患者在严格治疗糖尿病的过程中，都应该根据自己的实际情况把血糖控制在一个合适的范围内，这样才能有效地预防远期并发症的发生，也就是说并没有一个适合每个人的血糖标准。任何事物都是一分为二的，降低血糖当然有其有益的一面，但是血糖降低的同时也会增加糖尿病患者发生低血糖反应的危险性。事实上，血糖过低还会增加患者发生心肌梗死和卒中的风险。所以对于一些老年人来讲，一味追求把血糖降到正常水平，其后果很可能是弊大于利，因此是不可取的。

入秋以后，夜长昼短，如果晚饭不能维持整个夜间所需能量，就容易发生夜间低血糖，尤其是糖尿病患者，更要警惕。资料表明，50% 的严重低血糖反应发生在午夜和凌晨 8 点之间（通常在凌晨 4 点钟左右）。所以睡前血糖一般不要低于 5mmol/L。如果频繁发生夜间低血糖反应，那只好每天让闹钟在凌晨 3 点的时候把你叫起，然后监测血糖，如果低于 3.9mmol/L 就要适当吃一些食物了。

糖尿病患者应避免在空腹时剧烈运动，如伴有其他疾病，有进食减少、腹泻、呕吐等情况时，要及时调整降糖治疗方案，防止发生低血糖。

在降糖路上，糖尿病患者不能只埋头拉车，不抬头看路，用了胰岛素或是降糖药物，一定要勤测血糖，了解自己血糖控制的情况。再就是提倡糖尿病患者随身携带一些点心或糖果之类的食物，以防万一。另外假如你进餐时小饮了几杯，那也要当心了，因为酒精是可以引起低血糖的。

低血糖的"变脸"游戏

对于每一个糖尿病病友来说，"低血糖"肯定不陌生，因为在长期与"高血糖"斗争的过程中，必然会和"低血糖"这个家伙碰碰面、交交手。

高血糖是个慢性子，喜欢打持久战，一时半会儿不会影响到性命，它可以用几年甚至十几年的时间，一点一点地伤害你，而低血糖就不同了，它可是个急性子，可以在短短的几小时内打垮你，甚至还会危及到你的生命，由此看来低血糖更是害人不浅，因此每一个糖尿病病友，一旦碰到低血糖这个坏家伙，最好能马上认出它，然后争分夺秒地、速战速决地"干掉"它。

然而生活中的低血糖却是很狡猾的，常常喜欢玩玩"变脸"游戏，会用各种方法伪装自己，使糖尿病病友不容易发现它。

低血糖使他"疯狂"

天气进入盛夏，有十几年糖尿病的李大爷这天晚饭胃口不是很好，比平常少吃了一点，饭后依然和往常一样散散步，和几个老邻居在一起闲聊、下棋，大家玩得正是高兴之时，突然李大爷一改常态，一脚踢翻了棋盘，手舞足蹈，嘴里还大喊大叫，旁人也不知道他在说些什么，起初大家还以为他是在逗大家开心，可是没多久大家发现不对头，李大爷变"疯狂"了，赶快打电话送医院，医院化验血糖只有1.2mmol/L，快速静脉注射了葡萄糖后，一切才恢复了正常。这次大家谁也没有想到低血糖还会让人发狂。

低血糖使她"熟睡"

有五年糖尿病病史的李女士，最近单位工作忙，经常要加班，这天回家很晚，觉得很累很困，就想睡觉，给家人说先睡一会儿再吃饭。李大姐是倒头就睡，睡得很

"熟"。家人发现李大姐一动不动，睡得很"沉"，而且浑身是冷汗，叫她叫不醒，发现情况不妙，赶快送到医院，化验血糖很低，补充了葡萄糖，李大姐慢慢醒了过来。好在家人发现得及时，要不然低血糖可能就让李大姐永远"睡"过去了。

低血糖带上"偏瘫"的面具

刘阿姨也是个糖尿病的"老江湖"，这几天血糖总控制不好，有点着急，于是自作主张增加了降糖药物的剂量。以前总是家里第一个起床的刘阿姨，今早却还躺在床上，家人一看老人神志有些不清，而且半边身体不能动了，当即将老人送往医院，医生怀疑是"卒中"，马上做了脑 CT 检查，没有发现异常。随后医生了解到刘阿姨有糖尿病，自己增加了药物剂量，于是赶快查血糖，只有 1.7mmol/L，补充了葡萄糖 1 小时后，刘阿姨不能动的半边身体又能动了，原来低血糖也会引起"偏瘫"的。

低血糖用"高血糖"做幌子

王先生最近开始使用胰岛素控制糖尿病，医生告诉他可以根据血糖的高低适当调整胰岛素的剂量。王先生几次测得空腹血糖都高，就不断增加胰岛素剂量，可是增加了胰岛素以后，空腹血糖反而越来越高了，于是来到医院问医生。医生了解了情况，让王先生回忆一下最近半夜有没有什么不舒服的感觉，王先生说有时半夜感觉挺饿的，但是为把血糖控制好，也就坚持没吃东西，医生让王先生半夜饿的时候测测血糖。半夜王先生一测血糖发现血糖只有2.5mmol/L。原来半夜的低血糖会导致第二天早晨的高血糖，王先生减少了睡前的胰岛素剂量，夜间不"饿"了，第二天早晨的高血糖也就降下来了。这个可恶的低血糖竟然用高血糖做"幌子"差点让王先生受骗上当。

以不变应万变，戳穿低血糖的"变脸"游戏

在大家的印象里低血糖就是心慌、手抖、出冷汗，实际上，我们从上面几个例子也看出，低血糖的表现是多种多样，这就使得大家辨认起来有了难度。我们分析一下四

个病友低血糖发生的前前后后，其实从中还是能找到低血糖的"作案证据"的。

首先他们都是有因可寻，如饭吃少了、工作累了、药量加了，其次就是他们表现得都和以往大不相同、一改常态，如性格变了、不起床了、血糖不降了等，所以仔细想想，认出低血糖的真面目也不是很难，也是有章可循的。

不过生活中的低血糖很多时候来得突然，不容我们考虑那么多，这也没有关系，我们手中有戳穿低血糖鬼把戏的"尚方宝剑"，那就是只要糖尿病病友感觉和平常不一样，或是家人朋友发现糖尿病患者性格改变、一反常态，就立即测血糖，如果没有条件测血糖，就直接去医院，剩下的工作就可以交给医生做了。

我们对待低血糖的口号就是"宁可错杀一千，也不放过一个"，最后还要提醒广大糖友的是，如果怀疑自己是低血糖，去医院的时候一定要有人陪着去，以免在你去医院的路上发生低血糖昏迷而没人照顾。

住进内分泌科的腹痛患者

　　腹痛，也就是我们常说的"肚子痛"，可以说每个人都曾碰到过或是亲身经历过。提到腹痛，咱们首先自然而然地就会想到可能是肚子里的脏器出了问题，比如说肠胃，对于女性患者而言，妇科问题也较为常见。这些经过消化内科、妇科的保守治疗，或是通过外科的手术治疗，一般都能奏效。

　　然而，腹痛虽然常见，但是有时却又显得十分复杂，尤其是对于糖尿病病友来说，腹痛的背后还可能存在着"特殊"的内分泌问题，这就要通过内分泌的办法来解决。

腹痛，扑朔迷离

张先生，今年三十出头，诊断糖尿病有一年多了。一周前由于"小感风寒"，影响了胃口，因为自己感觉身体还能"挺住"，也就没太在意。虽然感冒好了，可是这两天不知因为什么原因，肚子开始痛起来，而且越来越厉害，但是自己又没有发热，也没有恶心、呕吐、拉肚子，不像是肠胃出了问题。

后来，张先生痛得实在是有些招架不住了，于是就来到了医院的急症室。虽然是痛得"嗷嗷叫"，但是等待医生检查完身体后，却并没有发现肚子里的脏器有什么问题，这就是说不存在消化内科或是外科的问题。

医生随后根据张先生的情况，又开具了一些常规化验检查来帮助明确诊断。张先生在等待检查结果的时候不免有些紧张和担心，心里就开始犯了嘀咕，"痛得这么厉害，又查不出明显的原因，那么究竟会是什么问题呢？"

腹痛，内藏玄机

等了一会儿，化验单结果出来了，血常规中的白细胞没有明显增高，可是血糖18.6mmol/L，尿糖3个"+"，尿酮体3个"+"，血气分析还提示"酸中毒"，这下腹痛的原因可算是找到了，这个"祸"，可以说起于糖尿病。

医生告诉张先生，这需要到内分泌科住院进一步治疗，因为引起张先生腹痛的病因是糖尿病酮症酸中毒，一般的糖尿病患者都应该知道，这也算是一个比较危险的糖尿病急性并发症，需要立即给予相关的处理和治疗，最好是住院，这样比较稳妥和安全。

糖尿病酮症酸中毒也会引起腹痛，这个说法张先生还是第一次听说，自己自从得了糖尿病以后，还是很注意学习糖尿病相关知识的，糖尿病酮症酸中毒那应该是口渴得很厉害，有比较严重的恶心、呕吐什么的，自己的情况可是一点都不像呀。"这医生的诊断会不会有错呢？"怀着将信将疑的态度，张先生办了住院手续，住进了内分泌科，经过糖尿病酮症酸中毒的相关治疗后，腹部的疼痛开始慢慢减轻了，在住院后的第二天，腹痛完全好了，看来这个腹痛还真让医生说着了，就是"内分泌"惹的祸。

腹痛，警惕酮症

有些情况下，腹痛不需要特殊处理，自己很快就能恢复。但是有的时候出现了腹痛，也不能不以为然，因为腹痛的背后往往会隐藏着很多复杂的原因，如果处理不当或是救治不及时，那就会变得非常危险，甚至会危及生命。

对于糖尿病患者而言，出现了病因不明的腹痛，这时就要考虑有没有酮症酸中毒的可能。具不完全统计，5名糖尿病酮症酸中毒的患者中就有1名患者以腹痛为最早的、最主要的表现，只要能够做到发现得早，处理得及时，腹痛都能够很快得到缓解，一般都可以化险为夷，所以糖尿病患者和家人并不必为此过分担心。

总之，出现了腹痛，一定不可马虎，最重要的和首要的任务就是要在专业人员的指导或是帮助下赶快找出腹痛背后的真相，迅速有效地去除病因。

在未得到医生的救助和不明确病因之前，切不可擅作主张或是服用一些止痛药物，这些做法或许可以减轻一时的病痛，但却可能会加重病情和掩盖症状，给医生诊断和治疗带来困难，从而延误病情，这就可能会带来遗憾一世的结局。

糖尿病之"十面埋伏"，
你中枪了吗

糖尿病也是一个欺软怕硬的"主"，你强大了，它就疲软了，只能"静悄悄"地待在墙角；如果你软弱了，它就强大了，兴风作浪，会向你射出致命的子弹。你若中枪，那接下来的日子可就真的不好过了，冰冻三尺非一日之寒，多年积累下来的恩恩怨怨，出来混，欠下的，总是要还的。今天的懒惰放任，明天就会害人害己，不要让明天为今天埋单。好好了解和认识糖尿病引发的致命伤，时刻提醒自己，"好好"吃饭、"好好"运动、"好好"吃药或是打针，"好好"活着，真的不要中枪，这不是吓唬你，这些都是真的。

"埋伏"之一：眼睛"中枪"

"无风不起浪"，没有糖尿病，就没有糖尿病眼病。眼睛是心灵的窗户，每个人都希望有一双明亮的眼睛去采集世界的炫彩。糖尿病眼部病变主要有三种：视网膜病变、白内障、青光眼。其中，糖尿病视网膜病变最常见。

糖尿病视网膜病变初期，我们称之为非增殖期视网膜病变，通过眼底照相来发现。这个阶段尚不可怕，还不会对生活带来不便和痛苦，如果听之任之，眼底会出现点状出血，病变就进入了前增殖阶段，这时还可能引发大面积的眼底出血，"心灵的窗户"就开始逐渐关闭，影响视物，需要使用激光来把出血的血管"焊住"，制止出血。如果病变进一步发展，新生血管在糖尿病的"滋养"下疯狂生长，新生血管比较脆弱，容易出血，这就是我们感觉的小蚊子飞（飞蚊症）、头发丝在飘的感觉；病情进一步发展，新生血管抢占了眼睛的很多"地盘"，那"心灵的窗户"就可能彻底关上了，从此进入"暗黑"世界，失明。这时激光，甚至手术可能也爱莫能助，留下的只是一声叹息。

"埋伏"伤之二：肾脏"中枪"

肾脏和眼睛是一条战线的"两兄弟"，眼睛"战事"吃紧，肾脏基本也会"中枪"。人们用眼睛去看世界，医生可以通过眼睛来看肾脏。医生如果看到糖尿病病友的眼底视网膜出了问题，那么肾脏会和眼睛保持同步，也已出现问题。医生还会根据小便和抽血化验肾功来看看肾脏的问题有多严重，所以病友们平时也不能只关注血糖，还要低头看看尿。

肾脏早期的问题，血糖控制至关重要，如果血糖控制比较好，就可以放慢肾脏损害的"脚步"；如果进一步发展，尿里会出现本不该出现的东西——尿蛋白，这时单单控制血糖就不够了，还要借助于一种降压药物来帮忙，血管紧张素转换酶抑制剂（如卡托普利、依那普利、贝那普利等"普利"家族）或血管紧张素Ⅱ受体拮抗剂（厄贝沙坦、缬沙坦、氯沙坦、替米沙坦等"沙坦"家族），这时还要关注血压、血脂等问题，一样不管都不行。

肾脏如同"清洁工"，清除每天身体产生出的"垃圾和废料"，肾病进展到最后，肾脏"未老先衰"，不能再完成它的使命了，于是"垃圾和废料"随处堆积，严重影响身体健康，这时只能借助透析的办法将"污染"身体的"垃圾和废料"清除出去。透析花钱是必须的，同时透析需要每周2~3次，每次透析需要4~6小时，加上路上的时间、等候的时间，基本上一天的时间就搭进去了，工作生活是不是都要以透析为中心，为透析让路。

"埋伏"之三：血管"中枪"

血液流经的每一寸"土地"，都可能受到高血糖的"腐蚀"。心脏和血管实现了血液的"管道运输"，接触高血糖的机会最大，而且总是最先接触到高血糖，因此心脏、血管常常会遭受高血糖的攻击，出现问题，如动脉粥样硬化、心绞痛、冠心病，给脑部供血的血管出现病变，就会发生脑卒中等。

心脏、血管是红色的"生命线"，是重点保护对象，所以早期的病变只能依靠检查来发现，如果哪一天血管堵住了，或是破裂了，感觉到"心"痛，"头痛"，那病变就已经很严重了，即便经过积极治疗，也会留下后遗症；甚至丢了性命。

"埋伏"之四：骨头"中枪"

骨头构建了身体的框架，或许算是身体中最坚固的东西了。在大家的印象中，白骨硬邦邦的，没有"活力"，那你就想错了，骨头每天也是忙个不停，一支队伍执行巡视工作，发现哪里的骨头不够好，就把它"拆除"了；另一支队伍执行维修工作，会立马把这里修补好，两支队伍步调一致就维护了骨头的坚固和健康。

随着年龄的增加，巡视队仍然干劲不减当年，拆除工作一如既往，而维修队越来越"体力"不支，维修工作跟不上，导致骨头不再坚硬和健康，这就要发生骨质疏松了。

老年人是糖尿病的主力军，老年碰到了糖尿病，那就是雪上加霜，巡视队干得更加欢快，加快了破坏骨骼的步伐，骨质疏松越发严重。骨质疏松不仅仅表现为腰酸背痛、腿抽筋，还往往引发骨折，如中流砥柱——脊柱骨发生了骨折就会驼背、身材变矮。有些骨折甚至被称为生命里的最后一次骨折，如骨盆骨的骨折，一旦发生，很有可能生命就此画上了句号。因此糖尿病病友在控糖的同时还要关注骨质疏松的问题。

"埋伏"之五：神经"中枪"

神经感知到外界的温凉痛胀，将这些信号传递给"司令部"（如大脑、脊髓），经过"分析、研究、讨论"，"司令部"达成协议，发出指令，也就是"上传下达"的角色，身体的不同"部门"接受指令、执行命令，身体和谐。

高血糖一样会"腐蚀"神经，上传下达就会出现问题，这就如同电缆线外的绝缘皮或是保护套被腐蚀，铜线直接外露，线路易发生跑电和短路一般。

手足麻木、感觉虫虫爬、烧灼感、疼痛、半夜拉肚子、便秘、吃不下饭等背后的嫌疑犯可能都是神经病变。

神经病变无论病情轻重，治疗前提都是要把血糖控制好，减少每日血糖的大起又大落，否则采取任何再好的办法都是"竹篮打水一场空"。神经病发展到一定程度，就有必要借助于药物治疗，如甲钴胺、依帕司他、硫辛酸等。重症患者神经病变的治疗是一个漫长而又艰巨的工作，不要轻言放弃很重要，切记！

"埋伏"之六：脚丫"中枪"

脚丫每天生活在最底层，承受着身体巨大的压力，同时还肩负重要的工作。前面我们说了高血糖会让神经、血管很受伤。神经受伤，脚丫的感觉减退，外界很多危险的信号脚丫全然不知，如我们常常会碰到脚磨破了不知道、烫伤了不知道等。血管受伤，破了或是伤了的脚丫因为血供不好，长期不容易长好，如处理不好，往往一个小小的伤口可能导致失去一条腿，不仅导致残疾，关键还可能失去性命。

"埋伏"之七：嘴巴"中枪"

糖尿病容易引发口腔疾病。糖尿病患者的唾液量减少、唾液内的葡萄糖增多，易引起细菌在口腔里"安营扎寨"，导致口腔黏膜发炎，黏膜触痛、烧灼痛，味觉出问题等；细菌在牙齿上"大显身手"，导致龋齿问题；细菌波及牙周组织，会出现牙龈肿痛、牙周脓肿等问题；口腔的邻居常常也会受到"牵连"，出现颌骨、颌骨周围的感染。

个别糖尿病长期发热就是因为口腔内的反复感染导致

的。糖尿病患者还容易出现牙槽骨骨质疏松、牙齿松动过早脱落等问题。糖尿病管好"嘴"因此就又多了一层含义，不仅要"好好"吃饭，还要好好爱护口腔。

"埋伏"之八：皮肤"中枪"

随着糖尿病发病率的增加，皮肤"中枪"的糖尿病患者也逐渐增多。其中最常见为皮肤感染、瘙痒症、湿疹，且病情与年龄、血糖水平、血脂异常及糖尿病并发症等关系密切。糖尿病还有一个特有的皮肤病——糖尿病性大疱，常常发生在四肢，花生米大小、清澈透明的水疱，不痛也不痒。皮肤病变都是因为血糖长期控制不好，皮肤神经和血管受到波及所致。

"埋伏"之九：耳朵"中枪"

耳朵的神经、血管也很容易受到伤害，如听神经因缺血缺氧，发生老化，出现听力过早衰退，早期还可表现为耳鸣、眩晕、耳部胀满感，甚至发生耳聋。耳部的病变如果不好好加以照顾，会进行性加重。另外，由于糖尿病患者的抵抗力较低，易导致外耳道炎，炎症"到处乱跑"，会进一步"往里钻"，引发中耳乳突炎，甚至导致颅内感染等严重并发症而危及生命。

"埋伏"之十：精神"中枪"

有些糖尿病患者身体没被糖尿病打垮，但是精神却先被糖尿病打垮了，抑郁了。想不通自己怎么就得上了糖尿病；糖尿病医药花费是个不小的开支，久而久之经济负担加重，有些患者就出现了自责、情绪低落；糖尿病出现了并发症以后，生活质量明显下降，不愿与人交往，产生了悲观情绪。

"佛争一炷香，人活一口气"，人活着就要有一股劲，需要一种精神，糖尿病通过科学的办法是一定可以战胜的，要有这个信心，如果抑郁较为严重，也可以使用一些适当的药物来帮助自己。

总之，糖尿病不可怕，可怕的是糖尿病的并发症，治疗糖尿病的目的主要就是为了预防并发症来"敲门"，糖尿病治疗的最佳时机稍纵即逝，降糖路上危机重重、"十面埋伏"，你若中枪，很是不好受，甚至可以说"招招致命"。

认识到这一点，相信对糖尿病病友更好地管理自身糖尿病会有很大的帮助。

谁蒙上了你的眼睛

糖尿病，对糖友来说可谓是影响不小，几乎涉及到身体得每一个部位，如肾脏、心脏、血管、神经，当然还有咱们的"心灵之窗"——眼睛。然而对于糖友们出现的"糖眼"昏花，糖友们可不能一概而论，因为不同的"糖眼"昏花的背后有着不同的故事。

眼睛也会"饿"，"饿"了也会眼昏花

李姐周末和朋友一起去商场购物，节前商场都在搞促销，所以李姐的兴致也很高，不知不自觉逛了三四个小时，突然自己感觉两眼昏花，看东西也模糊了，身体还有点出冷汗。李姐很担心自己眼睛出了问题，两人赶快就进

到医院看急诊，查血糖2.1mmol/L，吃了东西以后，眼睛慢慢就不花了。原来李姐是个糖尿病患者，今天的活动量有点大，又没有像以往一样按时吃饭，所以就发生了低血糖，低血糖也会使糖友的眼睛变得昏花。

低血糖善于和病友们玩"变脸游戏"，它的表现多种多样，它也会引起"糖眼"昏花，不过这个昏花是暂时的，来得快，去得也快。糖友们平时在糖尿病调整治疗、吃饭规律改变、运动量变化等的情况下要注意血糖的变化，预防低血糖发生。

吃降糖药，吃得眼昏花了

李先生得糖尿病有两三年的时间了，以前一直吃二甲双胍，血糖控制得不错，可是最近这血糖只靠二甲双胍有点不行了，在医生的建议下调整了治疗，二甲双胍继续吃，再加个瑞格列奈。治疗半月后王先生发现看东西模糊不清，难道自己这么快就并发了糖尿病眼部并发症了？后来眼科眼底检查基本正常，没有合并眼部并发症。查看了瑞格列奈的说明书，才发现这个药有视觉异常的不良反应，于是停用瑞格列奈，改用其他降糖药后视力逐渐恢复了。

瑞格列奈又被形象地称为餐时血糖调节剂，因为它能够在餐时快速地使胰岛素分泌，有效地降低餐后血糖，而且不需要固定在饭前30分钟吃药，只要饭前服用即可，所以很多糖友目前都在使用。瑞格列奈视觉异常的不良反应发生率很低，如果发生了停用后一般都会恢复，所以病友们在这方面不必过分担心，只是在刚开始用此药时如果出现眼花，不要忽略了这个问题。

老眼昏花是假，"糖眼"昏花是真

王大爷得糖尿病有些年头了，血糖控制得总是马马虎虎，空腹血糖一般都在10mmol/L以上。最近一些日子，看东西总是觉得雾里看花、模模糊糊，有时还感觉眼前有"小虫"飞来飞去，有时又感觉有个"小黑影"挡在自己眼前，难道自己真是岁数不饶人，老眼昏花了？后来到医院检查后才知道，自己已经存在严重的糖尿病视网膜病变，并且最近还有眼底出血。经过一段时间的控制血糖、血压、血脂等综合治疗，糖尿病病情逐渐平稳，在眼科进行了激光治疗，虽然病情得到控制，但视力却没有明显地恢复。

像王大爷这样的糖尿病患者能见到很多，血管长期泡在"糖"里，形象地说，血管被高糖分"腐蚀"了，眼睛里的微小血管也一样受到了破坏，发生了糖尿病眼底病变。如果血糖控制不好，同时也忽略了对眼底的定期检查，当出现视力变化时再去眼科检查，常常眼底已有了病变，这时往往已经错过了治疗的最佳时机，再好的治疗也只能阻止病情恶化，使视力完全恢复的可能性已不大。因此，对于糖尿病眼病，我们主要应该以防为主。

重预防，糖尿病眼病知多少

糖尿病眼病，全称糖尿病眼底视网膜病变，俗称"糖网"，它主要和糖尿病得病的时间长短以及糖尿病治疗的好坏有关。曾经有人做过研究，如果患糖尿病超过 10 年，那么 4 个糖尿病患者中就有 1 人有可能得"糖网"；如果患糖尿病超过 15 年，那可能 2 个糖尿病患者就有 1 人发生"糖网"；如果患糖尿病 30 年，几乎所有的糖尿病患者人都会发生"糖网"。我们甚至也会碰到有些糖尿病病友刚刚被告知糖尿病的时候，就已经同时出现了"糖网"，这主要是因为糖尿病常常是悄无声息地"潜伏"在体内，当察觉到它的存在的时候，实际上糖尿病已经在身体内待了很长很长时间了。

"糖网"也就轻轻地来，但它却从来不轻轻地走，往往把事情"弄"得很大，"糖眼"昏花，甚至失明都可能是"糖网"的结局。糖尿病眼病重在预防，需要从细节入手，决不能"姑息养奸"。

首先，控制血糖是防眼病的关键，但是仅仅控制血糖还远远不够，我们知道糖尿病往往还有很多同伴，治理糖尿病的时候，它的"帮凶"也要一起管，血压的控制、血脂的控制等。其次，早期发现是防眼病进展的关键，因此不管看东西有没有异常，每半年到一年定期检查都是很有必要的，这样可以早期发现，尽早采取措施。这两个方面都要做好，才能为糖尿病病友打开明亮的窗户，不会让糖尿病悄悄地蒙上你的眼睛。

糖尿病患者：抬头看糖，低头看尿

　　60 岁的李先生已有 10 年的糖尿病病史，一直定期监测血糖，控制得还算稳定。不过，近一周以来总是感觉没精神，吃饭也没什么胃口，眼皮和脚有些水肿，于是去医院进行检查，医生说李先生的糖尿病已经累及到了肾脏，出现肾功能的损害，这种损害已经是不可逆的了，今后如果不好好治疗，很快就会发展为尿毒症期。

　　李先生记起一年前就开始发现小便泡沫很多，但自己感觉良好，就没在意。医生遗憾地说：要是一年前及时进行小便检查，采取一些措施，可能就不会成为今天这样。

　　李先生听后十分懊悔，但同时对此也大为不解，自己平时血糖控制也还可以，怎么还会导致糖尿病肾病的发生呢。这种想法到底对不对呢？

只监测血糖够不够？

随着糖尿病患者的增多，大家都知道了一些预防和治疗糖尿病的知识，但是有时却不到位，往往是跟着感觉走，在防治的"道上"走偏了，走弯了。

在糖尿病病友心目中，糖尿病就是血液中的葡萄糖太多，控制糖尿病就等于单纯降糖。所以，他们平时非常重视血糖监测，血糖值是"神圣"的，不能比上一次高一点儿，否则会惊恐万状。但却忽视了其他方面的检查和治疗。

糖尿病会影响到我们身体的每个"角落"，不仅引起高血糖，还会并发高血压、高血脂、高尿酸、蛋白尿等，最终引起冠心病、脑血管病变、肾衰竭以及神经和眼底病变等。

血糖只是糖尿病这个"大冰山"的一角，对于有些病友来说，即使血糖控制好了，也有发生糖尿病并发症的危险。所以，糖尿病控制的好坏并不只有血糖这一项指标，还应包括血压、体重、腹围、糖化血红蛋白、血脂、肝功、肾功、尿蛋白、眼底等方面的相关检查。如果各项结果都符合要求，才能说糖尿病控制好了。

一"尿"知肾

糖尿病肾病是糖尿病慢性并发症之一，它可发展成尿毒症而危及生命。但是肾脏在身体内部，看不见也摸不到，怎样才能知道它有病呢？况且肾脏就是生了病，早期也不会给我们带来什么不适，所以是难以察觉的，一旦有了感觉，那时多半已经病情较重，难以逆转了。那么难道我们就束手无策了吗？

再狡猾的敌人也有露破绽的地方，尿是肾脏"造"，预知肾如何，最简单的监测办法就是查尿。因此要想保持肾脏健康，糖尿病病友一定要定期检查尿液，查尿微量白蛋白，及早发现糖尿病肾病的"苗头"，趁糖尿病肾病在"羽翼未丰"之际，积极治疗。

下面这些"线索"可能就是尿蛋白的信号，即糖尿病患者需要去检查的信号。如果您排尿时出现很多泡沫，这有时就是尿蛋白的一个信号，应该去检查一下。但不是尿里有了泡沫都表示有尿蛋白，所以也不用紧张，要检查后才能确定。其他一些信号，如眼部、腿脚出现肿胀，没有明显原因的疲乏无力等情况时，在进行其他检查的同时，都应该去查查尿，知道肾脏的情况。

尿微量白蛋白，敲响警钟

　　肾脏如同一把"筛子"，筛走了"坏家伙"，保留了"好宝贝"。蛋白可是身体的"宝"，那是不能随随便便就丢掉的。白蛋白是血液中一种较小的蛋白，这个"小家伙"开始出现在小便里，说明肾脏这个"筛子""破了"，白蛋白这个"好东西"漏了出来，不过这时的肾脏，生病时间并不长，要是及时"修补"或许还来得及。

　　正常人尿里排出白蛋白量每天还不到10mg，在肾脏开始出现轻度损害的时候，尿里每天排出的白蛋白可以达到10～29mg，但是这个阶段，我们还没有办法检测出来。当尿里的白蛋白达到每日30～299mg，这时才有办法检测出来，这时的尿，则称为微量白蛋白尿（MAU）。

　　如果听之任之、不管不顾，肾脏"筛子"破得越发严重了，尿里排出的蛋白进一步增多，每日超过300mg，就称为大量白蛋白尿或临床白蛋白尿，此时肾病已开始变得严重。不过尿中白蛋白量一次异常有时也不能说明问题，在血糖急剧升高、体育运动、尿路感染、血压升高、心力衰竭、急性发热等原因时，尿中白蛋白量可以暂时升高，故一次异常应该再复查两三次，如都在每日30～299mg，说明有尿微量蛋白，就有了糖尿病肾病的苗头。

微量蛋白尿阶段是糖尿病肾病治疗的最佳时期，这个阶段是可以逆转的。所以，目前提倡，每半年到一年查一次尿微量白蛋白，一旦发现异常就开始治疗。

对尿微量白蛋白的治疗首先是严格控制血糖，如有高血压及高血脂，也要通过控制饮食、适当活动以及药物治疗使之恢复正常。其次是使用血管紧张素转换酶抑制剂（如卡托普利、福辛普利等"普利"家族的成员）或血管紧张素Ⅱ受体阻滞剂（如氯沙坦、缬沙坦等"沙坦"家族的成员）。这两种药物本来是用来降低血压的，但是后来发现也能减少尿蛋白，所以即使血压正常，有尿微量白蛋白时也可应用，当然是要在医生指导下使用。最后就是控制饮食中蛋白质的摄入量，每日每千克体重蛋白摄入不超过0.8克，如体重70千克，那每日蛋白摄入不超过56克。

直面"糖肾"七大威胁

众多糖友通过之前的学习，想必都已经知道，糖尿病并不单单是一个血糖的问题，它还会影响到我们身体的各个"角落"，最终引起冠心病、脑血管病变、肾脏病变以及神经和眼底病变等。这其中糖尿病肾病应该算得上是糖尿病比较严重的并发症之一，因为单纯的糖尿病对生存时间，也就是寿命没有影响，但是如果糖尿病＋肾损伤就会使死亡危险增加 10 倍左右，影响了生命的长度。

"糖肾"并非少见

糖尿病肾病是糖尿病的慢性并发症之一，简单地说，就是糖友们的病情长期控制不好，肾脏受到了"牵连"，从而使得肾功能下降而影响日常生活，严重的还可以发展成尿毒症而危及生命。

事实上，糖友中并发糖尿病肾病的并不少见，每3个糖尿病患者当中就会有1人引起糖尿病肾病，这通常在糖尿病发病5～10年后出现。但是也有一些糖尿病患者在刚刚诊断糖尿病时，就已经发现尿中有微量白蛋白，进入了糖尿病肾病的"入门"阶段。

这其实也说明了糖尿病肾病喜欢悄悄地来，来了也不打招呼，给早期发现它增加了难度。然而，糖尿病肾病的早期发现和综合治疗却又是十分重要的，因为在这个阶段，糖尿病肾病还在"襁褓"中，我们可以趁它在"羽翼未丰"之际，把它扼杀在摇篮中，给糖尿病肾病患者一个完全恢复的机会。如果放弃这个机会，患者的病情继续向前发展，其病情则无法得到完全逆转，随后出现典型的临床症状，如水肿、蛋白尿等，治疗难度加大。一旦进入肾衰竭期，发展成尿毒症，则只能依靠透析或肾脏移植来维持生命。

"糖肾" 并非偶然

糖尿病肾病的高发生率和高危害性说明糖尿病肾病的"幕后黑手"很复杂，势力也很强大，但是病友们为此也不必妥协和害怕，因为只要我们能够采取合理有效地方法向糖尿病肾病全面宣战，就可以尽量不得或是少得糖尿病肾病，就算是得了糖尿病肾病，也可以尽可能不发展或少发展为尿毒症，最大限度地提高生活质量，避免过早死亡。

下面我们就对威胁着糖友肾脏的"幕后黑手"来个逐一击破。

长病程：糖尿病患者的患病时间越长，并发糖尿病肾病的可能性也就越大，因此在病友们戴上糖尿病这顶"帽子"的时候，脑子里就应该有这样一个概念"预防糖尿病肾病从这一时刻就算开始了"，且不可马虎、麻痹大意，不要让糖尿病肾病有机可乘。对于 5 年以上的老病友应该定期进行尿液和肾功能检查。

吸烟：吸烟百害而无一利。对糖尿病患者来说，抽一只烟都是多的，吸烟最大的危害就是影响心脏、眼睛和肾脏。没有任何理由不能戒烟，实际上戒烟就是决心问题，请下定决心戒掉烟吧。

高血糖：血糖高可以说是造成糖尿病肾病的基本要素，因此控制好血糖是非常关键的。良好地控制血糖可以使 1 型糖尿病患者发生糖尿病肾病的几率下降一半，可以使 2 型糖尿病患者发生糖尿病肾病的几率降低 1/3。所以说，想不得并发症就首先得控制好血糖，这就包括健康的饮食、适量的运动以及合理的用药等。对于一些病情已经发展到了早期肾病阶段的糖尿病患者，如药物控制血糖不理想，根据情况或可考虑起始胰岛素进行治疗。

　　高血压：高血糖和高血压常常"狼狈为奸"，加速对肾脏的损害。严格控制血压对延缓糖尿病肾病的发生至关重要。目前对糖尿病合并高血压患者，多主张首选血管紧张素转换酶抑制剂（如卡托普利、福辛普利、依那普利、贝那普利等名字里有"普利"二字的）或血管紧张素 II 受体阻滞剂（如氯沙坦、缬沙坦、厄贝沙坦等名字里有"沙坦"二字的）。由于这两类药物不但可以降压还可以减少尿蛋白、保护肾脏，逆转或延缓糖尿病肾病发展的"步伐"，因此对于一些即使血压正常，但已有尿微量白蛋白的病友也可考虑使用，当然是要在医生指导下使用。

　　血脂异常：糖尿病患者多有血脂异常，低密度脂蛋白胆固醇（LDL-C）异常与肾病的发生及发展有密切关系，纠正血脂异常尤其是控制高胆固醇血症可降低蛋白尿，延缓肾小球硬化的发生与发展。使用他汀类降脂药（如辛伐他汀、阿托伐他汀、瑞舒伐他汀等名字里有"他汀"二字的）对糖尿病肾病有一定的防治作用。

高尿酸血症：男性糖尿病患者还常常容易合并高尿酸血症（如果出现关节疼痛时，称为痛风），维持正常的尿酸水平对肾脏具有很好的保护作用。这就要求这类患者平时应该避免进食高嘌呤的食物（如海鲜、动物内脏等）；一定要禁止饮酒，不论是白酒、啤酒、葡萄酒或其他果酒，都含有酒精，酒精在体内会产生乳酸，乳酸会阻止尿酸从肾脏排出，从而使血尿酸升高；还要多多饮水，为痛风"排毒"；必要时可使用降尿酸药物。

合并糖尿病神经病变：目前观察发现合并糖尿病神经病变的患者发生糖尿病肾病的可能性大大增加，因此糖友一旦出现糖尿病神经病变的征兆，一定不要忘记对肾脏进行检查。

"糖肾"并非必然

前面我们说过一"尿"知肾，因此要想保持肾脏健康，糖尿病病友一定要定期检查尿液，查尿白蛋白，及早发现糖尿病肾病的"苗头"，积极尽早治疗。因为微量蛋白尿阶段是糖尿病肾病治疗的最佳时期，这时的肾脏损害是完全可以逆转的。

重要的事情要反复说，目前提倡，糖友即使是感觉一切"正常"，每半年到一年也应该查一次尿微量白蛋白，一旦发现异常就应开始治疗。

断案"糖尿病 + 腿肿"

腿肿，并不是一个具体的疾病，很多情况下都可能会出现腿肿的情况，比如长时间站立、长时间坐车旅行，一天下来就有可能会感到双腿发紧，严重的甚至还能按出小坑来，这就是腿肿了；夏天，有些 较胖又不爱活动的朋友，也会经常出现莫名其妙的腿肿等，诸如此类的腿肿一般不用药，也能慢慢恢复正常，所以说，腿肿未必就提示患了严重的疾病。

但是，如果真的出现了腿肿，特别是对于糖尿病病友来说，这其实也算是身体给咱们的健康发出的一个"警报"，还是应该要严肃对待，最好先去医院查一查，因为这些不起眼的"小情况"有时却可能牵出个"大问题"，所以如果出现腿肿，请您千万可别大意。

腿肿，潮起又潮落

今年五十出头的王工，是一名搞房屋装修设计的高级工程师，主要工作就是坐在电脑前给客户设计图纸。5 年前王工就患上了糖尿病，一直吃着降糖药。由于现在房屋装修这一行当火得不得了，所以王工加班熬夜那就是家常便饭，生活没什么规律，所以血糖控制得也是时好时坏。一天，王工的腿突然肿了，肿得还挺厉害，一压一个坑，王工心想，"糖尿病 + 腿肿 = 糖尿病肾病？"不过，自己上个月刚抽过血、验过尿，都显示正常，一定是和自己最近比较劳累、坐得太多、活动太少有关，另外和血糖控制得不是很好也可能有关，休息休息就会好的。

还真让王工说中了，没过两天腿肿自己就好了。可是没好两天，腿又肿起来了，没几天肿又退了，真有点像潮水起落一般。王工也没在意，可是 1 个月后，王工的腿又再次肿了，这次比前几次更厉害，一直不见好，而且还总是感觉自己的小腹部隐隐做痛，工作再忙看来也要去医院看看了，看看这反反复复的腿肿到底是为啥呢？

腿肿，小情况大问题

　　腿肿，这看似寻常的一个小情况，有时也并不简单。如果真要把"糖尿病＋腿肿"的这个"案子"断清楚，那还是要费一番周折的呢。

　　糖尿病患者出现腿肿，首先要考虑与糖尿病的各种慢性并发症有关，这是许多慢性并发症的"预警"信号，比如糖尿病并发肾功能不全、心脏病、周围神经病变等，这一点我们的王工一开始就想到了；其次就要考虑正在使用的药物有没有导致腿肿的可能，比如降糖药物中的胰岛素、吡格列酮，降压药物中的钙拮抗剂（主要有硝苯地平、氨氯地平等）；再就是要考虑有没有肝脏疾病和甲状腺疾病（如甲状腺功能减退）的可能；医生通过询问、查体、化验，把上面这些可能都排除了。

　　那王工的这个"糖尿病＋腿肿案"就这么不了了之，断不了吗？那可不一定，现在下结论还为时过早。

　　如果腿上的血流不通畅，那也会肿，所以说王工的下肢或是腿上的血管会不会出了问题，堵住了呢？因此这也是一个很重要的线索，也要好好查一查。接下来王工进行了下肢静脉血管 B 超检查，检查发现在下肢血液流回心脏途中的一条大血管被堵住了，再进一步检查后发现原来是肾癌的癌栓把血管堵住了，被堵的部位刚好在王工感觉小腹隐隐痛的位置，这也解释了王工腹痛的原因。这个"案子"总算结了。接下来就是积极治疗，王工目前还在配合治疗，我们希望他能最大限度地恢复健康。

腿肿，此"警报"别大意

有些糖尿病病友可能会说，像王工这种出现肿瘤的情况很少见。其实不然，糖尿病患者发生肿瘤的可能性要远远大于没有糖尿病的人群，糖尿病患者是肿瘤的好发人群，所以对身体发出的一些"警报"，还是不能大意，而且定期进行体检还是很有必要的。

糖尿病 + 腿肿的原因可以是多方面的，所以一旦这个"警报"被拉响，那还是要及时到医院看一看，结合病友的具体情况，具体分析，逐个进行排查，以期查清原因，尽早排除险情，并给予针对性的治疗，最大可能地恢复健康。

牙痛真的不是病吗

老话说"牙痛不是病",那么牙痛真的就不是病?老话又说了"疼起来要人命",看似一句说笑的话,有时确是真事!那么这个牙痛为何也能索要了人的性命?下面咱们就来看看刚刚发生在我们身边的一个真实的故事……

"牙痛"或为"心痛"

65岁的老李,患糖尿病、高血压10多年了,虽然是个"老病号",但平时生活还是比较随性,对自己的血糖、血压也不是很在意,就为这,家里的老伴和孩子经常和老李闹不愉快。这一天,老李突然感觉牙痛,"牙痛不是病",去医院不仅麻烦还费钱,于是就在家门口药店买了止痛药，可是吃了药，牙痛还是不见减轻。第二天，在家人的劝说下，儿子小李和老李来到了医院口腔科看看牙痛为啥这么顽固。牙科王大夫检查的时候，老李自己也说不清到底是哪颗牙疼痛，好像是这颗，又好像是那颗，又好像是好多颗牙一起都在痛……。王大夫彻彻底底地把老李的牙齿都检查了一遍，这每颗牙既没牙洞，又没红肿，一个个都稳稳当当地"站"在那儿，不像是真有病呀！这牙好好的，为啥会疼痛"闹情绪"呢？

王大夫问老李："您还有啥不舒服？"。老李说，"这次牙痛还真的挺厉害，疼得我气都有点不够用了，刚来医院的路上就走这么点路，感觉胸闷气短、头晕眼花……"一听到这，王大夫变得严肃起来，让老李好好休息，要给心电图室打电话让医生来牙科诊室给老李做个心电图。老李特别不情愿，这牙齿和心脏八竿子打不着，医院就是喜欢乱做检查、多花患者的钱！后来，心电图还是做了，结果是"红旗飘飘"，老李心脏出问题了，发生了心绞痛、心肌梗死，立即住院抢救，及时治疗，转危为安。

都说"十指连心"，有时这牙也连着咱们的心呢，这要是在家硬扛，性命不就丢了！所以有糖尿病、高血压或是冠心病的患者，一旦发生剧烈牙痛，牙痛部位不确切，往往数个牙齿都感到疼痛，牙齿又没有问题；服用止痛药后没啥作用，疼痛依旧；如果伴有胸闷气短、胸口不适，一定要首先想到"心痛"的可能性。

心绞痛、心肌梗死典型的表现就是心脏部位疼痛、不舒服，但是在生活当中，它可不止只有这一张面孔，它是很会和我们大家玩变脸游戏的，接下来我们再看一个真实的故事……

"胃痛"缘为"心伤"

王大妈今年六十多岁了，得糖尿病也有些年头了，虽然谈不上久病成良医，但是自己平时注意对糖尿病知识的日积月累，应对糖尿病可能会出现的一些常见问题还是不在话下的。可是最近两天不知为什么王大妈总是感觉自己的"胃"隐隐作痛，吃饭没什么胃口，吃下去的东西好像顶在胃里，那种感觉总之是很不舒服。王大妈首先想到会不会是血糖控制得不好了呢？可是用家里的血糖仪测血糖，空腹 6.1mmol/L，控制得应该算是不错。王大妈想，看来可能就是胃的毛病了，找了些家里的胃药吃了，但是好像不起什么作用，到了晚上感觉好像严重了，看来还是要去看急诊了。急诊大夫给王大妈查体并没有发现胃有什么问题，反而发现王大妈心脏跳得不是很规整，嘱王大妈做心电图检查，结果这个不舒服并不是胃痛引起的，而是心脏受了"伤"，出现了心肌梗死。好在王大妈看的及时，经过医院积极的治疗，恢复的还算是不错，对以后的生活没造成什么大的影响。

医生对您说"护心"

心脏很重要，这个咱们每个人都知道。疼痛最容易引起我们的重视，所以疼痛是心绞痛或心肌梗死最早出现的症状。心脏这个"重点对象"深居宫内，藏得很深，当心绞痛、心肌梗死发作时，身体害怕只是心脏疼痛，不能引起人体的重视，因此就会大张旗鼓、大做文章、大作宣传，让疼痛也出现在咱们最容易发现、比较敏感的地方，因此出现一些难以解释的头面部、颈肩部、胸腹部及其他部位的疼痛要考虑到心绞痛、心肌梗死的可能。

对于老年人，特别是有糖尿病、高血压、冠心病的老年人，心脏和血管很容易出问题或是已经有了不同程度的问题，更容易出现心绞痛或是心肌梗死，最让人"头痛"

的是它们往往还都悄悄地来，就像老李和王大妈这样并没有心口剧烈的疼痛，而是可能只感觉到"牙痛""胃痛"，这样心绞痛、心肌梗死往往就不容易被发现，因此老年糖友人如果出现了"牙痛、上腹痛、左侧肩膀疼痛、恶心、呕吐、胸闷、心慌、气不够用"等情况，最好还是到医院来让医生帮你把把关，别放跑了可能已经发生了的心脏病。

糖尿病＝心脏病

大家普遍认为心脏病人命关天，得了心脏病全家总动员，病号享受很高的待遇，生活中是处处小心；得了糖尿病，很多患者却是一点不在乎，该吃就吃、改喝就喝，血糖高一点没关系，放到明天再控制。其实大家的想法大错特错了，多少糖尿病都是因为"放任自流"，在心脏里装上了支架，这还算是幸运的，丢了性命的也不少见。

所以得了糖尿病可以说就是得了心脏病，要知道糖尿病是冠心病的等危症，通俗地说就是要把糖尿病也要看成一种心血管病来对待，因此糖尿病病友平时不但要管好血糖，还应该注意护护"心"——控制血脂（主要是降低低密度脂蛋白胆固醇水平）、控制血压、无特殊禁忌的情况下口服阿司匹林等，这些方法都是对"心"最好的呵护！

补了一辈子钙为啥还骨折

老年人是糖尿病的"主力军"，老年人常常"腰酸、背痛、腿抽筋"，容易发生骨质疏松，糖尿病可以引发骨质疏松，3 个糖尿病患者就有 1 个是骨质疏松，糖尿病还可以加重骨质疏松，尤其需要积极预防和治疗。

骨质疏松可以说是一种"静悄悄的流行病"，它总是悄然来袭，往往不容易被我们察觉，很容易被忽视；但是患上了骨质疏松，不仅会引起腰酸、背痛、腿抽筋、驼背，一旦摔倒或做重体力活就很容易发生骨折，这严重影响了我们的健康。

在我们日常生活中，常会看到电视或是报纸上的广告上说，骨质疏松那是因为缺钙，缺什么就补什么，自古以来好像就是这个道理。广告还说，只要补了钙以后，就

"腰也不酸了、背也不痛了、腿也不抽筋了"。很多中老年朋友都纷纷响应号召，行动起来，开始补钙，防治骨质疏松。那么补钙真的能治疗骨质疏松吗？

补了一辈子钙为啥还缺钙

今年 65 岁的王阿姨，患糖尿病十多年了，早就听说这女人一过 35 岁，就会缺钙，从那时起王阿姨就开始补钙了。可是 5 年前的王阿姨去医院做体检，还是查出了骨质疏松。王阿姨一直没有重视这个问题，没有接受正规的抗骨质疏松治疗，认为是自己之前补钙的力度不够，于是每天早晚喝牛奶，还经常隔三差五地买回很多补钙产品，美国的、中国的、口服液、片剂，碳酸钙、活性钙、乳酸钙等，总之，只要广告上说什么好，就会买回来，变着花样地来补钙。

可是没想到，天冷路滑，王阿姨两天前外出时一不小心跌了一跤，摔了一屁墩，随话说"小孩怕吓、老人怕摔"，王阿姨这一摔，还真摔出了大问题，感觉腰背疼痛剧烈，到了医院才知道是腰椎压缩性骨折了，原来还是骨质疏松"惹得祸"。

"我天天都喝牛奶，补钙治疗，还不够吗？怎么还治不了骨质疏松呢？"王阿姨一脸茫然地咨询医生。医生告诉王阿姨，"补钙对于骨质疏松症患者来说的确是头等大事，但是单纯补钙是不能治疗骨质疏松的，引起骨质疏松的原因有好几种，应该根据病因，有针对性地进行治疗，这个有效地治疗包括规范的激素补充治疗、使用抗骨质疏松药物，再结合充足的钙剂、维生素 D 的补充等，这才是治疗骨质疏松的正道。"

不但要补钙，还要把钙留住

从王阿姨的例子我们看出，骨质疏松远不止仅仅补钙这么简单。目前认为骨质疏松的发生和发展受到很多因素的影响，比如维生素 D 的缺乏会影响钙的吸收、一些老年女性朋友骨质疏松可能还与雌性激素减低有关，部分患者可能与糖尿病、甲状腺功能亢进等疾病相关，少数患者的骨质疏松是由于甲状腺旁腺出了问题等。所以仅仅补钙可能只是做做表面工作，解决不了实际问题。

这骨质疏松的骨头其实就像一个漏了的瓶子，我们补钙就像是往这个漏了的瓶子里灌水，往往倒进去多少就会漏掉多少，到头来还是竹篮打水一场空。所以说想要预防骨质疏松，补钙是需要的，但是仅仅补钙是不够的。

为了不让钙从这头进那头出，我们常常还需要适当地补充点有活性的维生素 D。这个维生素 D 可以堵住瓶子的漏洞，帮助钙的吸收，把钙留在骨头里。有的时候为了留住钙，我们可能还需要补充点雌性激素，尤其对于绝经后的女性骨质疏松症患者来说，补钙的效果如何主要取决于其体内雌激素水平的高低，只有在患者体内雌激素水平达到一定程度时，补钙才能发挥效用，否则不管怎样补钙都将是徒劳的。

有的时候甚至还需要用点能够减少骨头破坏的药，如二磷酸盐、降钙素什么的，对减轻骨质的丢失、缓解骨质疏松症引起的疼痛有十分明显的作用。另外如果合并糖尿病、甲状腺功能亢进、甲状旁腺疾病，一定要积极治疗这些疾病。因此，预防骨质疏松，仅仅补钙可能是不够的，最好还是能找专科医生作检查后进行有针对性用药和补钙。

食补优先，适当给骨"增负"

天然的才是健康的，才是最好的，我们应该尽量从日常饮食中注意获取钙，这也就我们常说的食补。我国营养学会制订的成人每日钙摄入推荐量为800mg（元素钙量），绝经后妇女和老年人为1000~1200mg。如果饮食中钙供给不足时再选用钙剂补充。老年人平均每日从饮食中获取钙约400mg，故平均每日应补充的钙元素量为500~600mg。

在家庭日常的食物中，含钙较多的有牛奶、奶酪、鸡蛋、豆制品、海带、紫菜、虾皮、芝麻、山楂、海鱼、蔬菜等。其中最重要的是牛奶，如果每天喝牛奶250g，就能提供300毫克钙。为了不让吃进去的钙跑掉，吸烟、过量饮酒、嗜好饮咖啡的这些习惯都要改掉，服用钙剂最好饭后服用以增加其吸收。

此外，都说有压力才会有动力，所以我们也要给骨适当增加点"压力"，让骨也焕发出生长新骨的动力，也就是进行一些适当的体育锻炼，如太极拳、走路、轻跳等。户外的运动不仅强壮了筋骨，还让我们可以多晒晒太阳，增加体内的维生素D，可以说是一举双得，何乐而不为呢？

不过锻炼一定要适合自己，安全最重要，注意防护，不要让自己受伤才好。

糖尿病神经病变也爱玩"变脸"

　　高血糖对血管的"杀伤力"十分威猛，原来弹性十足、柔韧有余的血管变得僵硬、不再有弹性；原来光滑顺溜的血管内壁，也遭受到"重创"，于是，粗大血管的管腔逐渐变得狭窄、疙里疙瘩，细小的血管管腔有时甚至直接就被封堵，血液流动不再像从前那样"欢歌笑语、一路欢畅"，由于"障碍重重"，血液就像是上了年纪的老人，停停走走，走到小血管时，干脆就停滞不前了。血液可是咱们的"生命补给线"，它把身体各个地方需要的"口粮"和新鲜"氧气"源源不断、一刻也不停息地送达目的地。当血管窄了、堵了，血液这时也很无奈，有心无力，"物资"的运输与保障大打折扣。这时的高血糖充分表现出它的狰狞面容，表现出要把坏事做尽的决心，落井下石，还会释放出"毒性物质"。由于高血糖的这两个阴招，使得神经无法获取充足的养分和氧气，再加上毒性物质的"添油加醋"，很容易就会出现神经损伤。

不要小看糖尿病神经病变，要是论资排辈，它在慢性并发症里资格最老，可以排行"老大"，是所有并发症里最早出现的，同时糖尿病神经病变又是比较难对付的，早发现早治疗效果较好，如损害到了一定的程度，治疗起来可就不简单了，甚至会造成烂脚截肢、猝死等。因此对于神经病变，早期识别、不要无动于衷。神经遍布全身，神经损伤喜欢玩"变脸"游戏，呈现出五花八门的"面孔"，让我们记住这些面孔，糖友如在生活中遇见，不要认不出它，导致其安心地"潜伏"下来，不断地挖健康的"墙角"。

第一张面孔：隐形虫，爬又爬

"老伴，你看看我腿上是不是有个虫子在爬？""你都让我看了多少遍了，没有小虫子。"老王糖尿病2年，血糖控制得一般，最近老是有这种感觉，可就是抓不到这个"害人虫"。其实老王说的虫子并不存在，这是糖尿病周围神经出现了病变，出现了感觉异常。

啥叫周围神经呢？脑袋里"住着"的大脑，脊柱里"住着"的脊髓，被称之为中枢神经，它们俩主要是发号施令的。分布在四肢、躯干的神经被称之为周围神经。分布在内脏器官的神经，如心脏、胃肠，被称之为植物神经。

周围神经分为感觉神经和运动神经。感觉神经可以感受到外界温度、疼痛、触感、方位等，如果是危险的环境，大脑和脊髓就会发出防御指令，身体可以自我保护。运动神经，就很好理解了，就是让咱们的身体完成各种随意动作。

感觉神经是糖尿病患者发生病变最早、最多的神经。早期症状以感觉障碍为主，表现为两侧对称性感觉异常和疼痛，下肢症状较上肢多见，往往远端脚趾先出现，逐渐向上蔓延，可达膝盖以上。主要有麻木、蚁走、虫爬、灼烧、触电样、走路踩棉花感，有些病友有穿袜子和戴手套样的感觉，严重的有感觉丧失，对冷、热、痛感觉迟钝，即使受伤也全然不知。疼痛常为休息时疼痛，夜间尤为明显，严重的可以影响到睡眠。当运动神经累及时，肌肉萎缩，感四肢无力、使不上劲，严重的还会出现瘫痪。

第二张面孔：现重影，容貌变

有些病友看东西有重影，又称为复视，常常会去眼科看看是不是眼睛出了问题。常常是眼科进行了相关检查，眼睛没多大问题，但检查却发现血糖明显增高，有糖尿病。这其实就是高血糖累及到了视神经、管理眼球运动的动眼神经及外展神经，病友会表现为双侧或单侧眼睛视物不清、复视等情况。当动眼神经受累时常影响交感神经（植物神经的一种），会出现瞳孔调节失常，上眼睑常下垂，眼球外斜等。有时会误认为"中风"，其实这也是糖尿病神经病变在作怪。

第三张面孔：心慌慌，低血压

有一种心脏病叫做糖尿病性心脏病，这种心脏病心脏本身并没有"生病"，其实就是分布在心脏的神经（属于植物神经）受到了高血糖的"迫害"，患者感觉心慌，即便是休息不活动时心跳也很快，每分钟达到 100 次上下。当管理心血管的植物神经"迫害"严重时，还会出现血压的问题，当从平躺、坐位、蹲位起立时血压下降明显，医学上称为体位性低血压，这时常常感到头晕、眼发黑，或导致昏倒。最可怕还有呢，就是当管理心脏的植物神经损害严重时，即使有严重的心肌缺血、心肌梗死，病友也可以完全没感觉，出现严重后果，甚至死亡。

第四张面孔：胃瘫痪，五更泻

胳膊腿动不了叫瘫痪，如果胃不动了，也叫瘫痪。当支配胃肠的植物神经出现了病变，胃运动减弱，就会出现吃一点就饱了，甚至吃不下饭，严重的还会出现恶心、呕吐，不能进餐。肠功能紊乱，可以出现严重的便秘、拉肚子或是拉肚子与便秘交替出现的情况。腹泻，常常出现在吃饭后、黎明前或三更半夜，严重者还会出现大便失控。胃肠的功能紊乱，不仅影响到吃饭、影响到睡眠，而且常常会误以为"胃炎""肠炎"，乱用药，这些都会进一步加重血糖的不稳定。

第五张面孔：尿潴留，排不出

有些老年男性患者，出现了尿不出尿、排尿费劲，常常会想到前列腺，其实有时也是冤枉了前列腺，是由于支配膀胱的植物神经发生了病变。尿排不干净、或是排出受阻，长时间待在膀胱里就容易引发细菌滋生，一些比较厉害的细菌还会"爬"进肾脏，加重肾功能的损害，甚至发生肾衰竭，出现尿毒症。

第六张面孔：性福事，不再有

门诊常会碰到一些中年男性糖尿病患者，支支吾吾，难以启齿，不知为何，最近总提不起性事，屡屡尝试确总是失败，私下里亦曾购买所谓"壮阳"药，疗效并不明显，家庭生活非常不愉快。"阳痿"一般人很难联想到跟"糖尿病"有关，大家可能会认为是男科的问题，其实很多阳痿不一定是"肾虚"，可能与糖尿病相关。在发生勃起功能障碍（ED）的患者中，40% 可能都是由糖尿病引发，1/3～1/2 的男性糖尿病患者会伴发 ED，ED 是糖尿病的常见的神经并发症。因此糖尿病患者没"性"趣，不要大意了，这也是糖尿病神经病变的"面孔"之一。

第七张面孔：腿发冷，出汗乱

当支配汗腺的植物神经发生了病变，就会有出汗异常。以前爱出汗的，现在反而不出汗了，如以前的"汗脚"，现在变成了"干脚"。原来不爱出汗的，现在变得爱出汗了，如上半身、颈部、头部，在天气并不热的情况下，仍然大量出汗，出汗会带走很多热量，这样往往会感到下肢寒冷、腿发凉。有些患者夜间睡眠时突然出现心发慌、出大汗，特别像低血糖的表现，测血糖一点也不低，这些情况都不要忽略了糖尿病神经病变的可能。

糖尿病神经病变三步治疗法

糖尿病神经病变有很多张"面孔"，不容易识别，而且危害大，糖尿病患者应该不要放走糖尿病神经病变的那张"脸"，到正规医院早预防、早诊断、早治疗。

严格控制血糖：糖尿病神经病变起因于高血糖，所以首先要把原因去除掉。如果药物控制血糖不理想，应该尽早使用胰岛素，胰岛素不仅可降糖，还有营养神经的作用，特别是一些以疼痛为主的神经病变有比较好的效果。

营养神经治疗：神经因为缺乏"营养"而发生病变，那我们要改变现状，一是要让"营养传送线"动起来，也就是要让血液流动起来，因此可以使用一些扩张血管、改善循环的药物，这类药物比较多，如前列腺素及一些具有活血化瘀功效的中药等。其次就是我们可以给神经加点"料"、施点"肥"，比如甲钴胺、依帕司他、硫辛酸等药物。

对症治疗：对于疼痛明显，心脏、胃肠、膀胱受到累及的患者，可以给予止痛、镇静，纠正上述脏器功能紊乱而给予相应的治疗。

残缺的人生

老王从睡梦中惊醒，感觉自己的左脚、左腿钻心地痛，看看自己左面空空的裤管，留下的只有一声叹息。

老王今年60多岁了，十几年前就诊断了糖尿病，由于感到血糖高一点，也没啥大不了的，对血糖的管理三天打鱼两天晒网，想起来了吃吃药，想不起来就不吃药，血糖控制得一点也不好，为此家人经常为此事和老王闹不愉快。得了糖尿病以后，医生也早就建议戒烟，可老王一点不听人劝，仍然我行我素。

欠下的债总是要还的，不是不还，那是时候未到。

最近一年来，老王感觉到双脚麻木、像踩棉花，总是嫌老伴给自己倒得洗脚水不热。没过多久，老王走路出问题了，稍微走时间久些，就出现腿痛，需要休息休息才能继续走。3个月前老王觉得脚凉，就用"暖宝"让自己的脚好好热一热，当老王感觉到脚热了舒服了，这时大麻烦找上门来了，左脚烫伤了，起了大水疱，还破了皮，短短几天功夫，左脚肿得像个面包，破了的地方不断地侵占周围的"地盘"，伤口越来越大，开始流脓，臭气熏天，高热不退。

到医院检查，诊断糖尿病足伴有严重感染，左脚的骨头也都感染了，而且左腿的血管也有明显的硬化和狭窄，看来只能舍弃脚和腿来保命了。腿在人身上长了几十年，这突然截掉了会不适应，每每还会感到腿还在，带来的行动不便更是让以后的生活出现诸多不方便，给家人带来了不小的负担。

糖尿病足病：每30秒钟，截去一条腿

全世界每6个糖尿病患者就有一人患有糖尿病足，每2个糖尿病足患者中就有一人要把腿截掉。这个数字或许更触目惊心，每30秒即有1个糖尿病患者像老王一样失

去一条腿。

由于糖尿病患者足部的感觉迟钝，往往不能感受到危险的信号，脚受了"轻伤"一点也感觉不到，当"轻伤"变"重伤"时才会发现，这时往往已经难以挽回。所以说85%的糖尿病病友相关的截肢"导火索"都是脚的小伤，比如烫伤、剪趾甲不小心剪破了脚，新鞋不合脚或是鞋子里有个小沙粒什么的把脚磨破等。糖尿病患者血管往往也会出问题，导致下肢，特别是脚的供血不足，如出现像老王那样脚发凉，走时间长了，由于血流缓慢、血供不好，腿上的肌肉"养料"不足，同时腿部活动后产生的"废物"运不出去，于是就出现酸痛的感觉，休息休息，慢慢地"养料"送来了，"废物"排走了，又可以再走走，医学上把这种停停走走称为间歇性跛行，这就是腿上血管出问题的信号。

血管有了问题，如果还要吸烟，那就是雪上加霜，加快了血管病入膏肓的节奏，因此戒掉烟吧，尽管它是你多年形影不离的伙伴。血流缓慢、血供不足以清除入侵的细菌，修复破损的能力就大大下降，因此脚部一旦破损，如不正确积极治疗，很容易发生细菌感染，感染会迅速蔓延，如果"局势"失控，只能进行截肢。

截肢以后也并不是就一了百了，一失足，或许就末了路，截肢为糖尿病患者打开了死亡的大门，截肢后 30 天内 10 个截肢的患者，就会有 1~2 人离世，截肢以后的糖尿病患者平均生存时间只有 22 月左右，也就是截肢就意味着生命还有不到 2 年的时间。

完整的人生：防微杜渐，从脚下开始

老王的"事迹"发人深省，截肢以后，不仅生活受到影响，给自己带来痛苦不说，给家人也增添了不少负担，更要紧的是老王生命的长度也就此大大缩短了。俗话说"小不忍则乱大谋"，然而糖尿病足病恰恰相反，小不忍才可以构建完美人生。糖尿病足病的防治，需要从小事做起，细心才能拥有健康。

戒掉香烟：抽烟会使血管收缩，妨碍血液循环，应减少或避免。

控制血糖：血糖稳定永远都是必须的，这个不用多说了。

检查足部：每日至少观察与检查足部 1 次，以早期发现足部皮肤颜色的改变、有无破损、有无合并感染，趾甲、趾间缝隙、足底的皮肤也要注意。检查足底时，可用一面小镜子帮助看清楚，若视力不好，可以让家人来帮忙。

足部保暖：特别是天冷时可以穿棉袜或羊毛袜，每天做适当的运动，例如散步、做操等，以促进足部和腿部的血流循环。

防烫伤：因为糖尿病患者常常伴有感觉的减退或缺失，对温度不敏感，易因温度过高而被烫伤。很多人都喜欢用热水泡脚，糖尿病患者泡脚时一定要当心，要先试好水温。故在每次泡脚之前都要用手试一试，以略感温热即可。如果有温度计，可直接测试水温，以35～40℃为宜。每次泡脚的时间不宜过长，10～20分钟即可。避免使用"暖宝"等取暖设备，以防烫伤。

防剪伤：平时剪趾甲，要平着横剪，不可修圆，以免造成伤口。若有鸡眼与厚皮，应由医生处理，不要自己使用鸡眼药水或鸡眼胶布（这些药物有强烈的腐蚀性，易引起脚部灼伤）。更不能用小刀或刮胡刀切割，或强行撕脱。

防磨伤：选择合适鞋袜，选择鞋子的时间，最好是在下午或黄昏，因为经过一天的活动后，双脚的大小会比早上略有增大。鞋子前头应该空间宽广，方便脚趾活动，外出前一定要好好检查一下鞋子里有没有小石子、小沙粒什么的，外出时不要穿拖鞋。袜子，应选柔软的棉质袜，避免穿尼龙袜。袜子要每天更换，以保证足部干净清洁。

尽早治疗：如果足部已经出现了问题，比如颜色发红、发黑，皮肤破了等情况，请尽早就医，虽然"久病成良医"，但毕竟还是"业余水平"，自己处置或是拖延不治，往往会酿成大祸，所以病友脚如果出现了问题，还是交给专业的医生帮你来处理吧。

6

糖尿病，面面俱到

很多原因都可以"邀请"糖尿病进驻身体，因此糖尿病常常是事出有因，有些因或可避免，或可祛除，糖尿病也就会知趣地离开。糖尿病可谓是"交际花"，为什么这么说呢？因为糖尿病不简单，和谁都能"交朋友"，那是老少通吃、男女通吃。糖尿病很会"迎合"主家，对待不同的主人，往往使得手段也不尽相同，所以我们要对付它，也要采取不同的办法。

糖尿病，上有老下有小

糖尿病的"亲和力"那是相当的强，不论年龄、不论性别，它都能想办法和你拉上关系。对于糖尿病，每个人都不要认为事不关己高高挂起，害人之心不可有，防人之心不可无，时刻提防着点糖尿病，总是没错的。

宝宝小嘴有点甜

这是一个出生才一个多月的小宝宝，名叫帅帅，宝宝是妈妈的心头肉、掌中宝，妈妈每天都会时不时地亲亲小家伙的小嘴巴，妈妈亲亲小嘴巴的时候感觉帅帅的小嘴有点甜，于是就去医院做了检查，血糖、糖化血红蛋白数值都非常高，尿酮体四个加号。年轻的父母在短短一个多月里，体验了喜得贵子的幸福，同时也经受了孩子突如其来患病的打击、多次病重通知的煎熬，孩子可怜，父母痛心。帅帅的病能治好吗？需要一辈子打胰岛素吗？

在出生后半年内出现的糖尿病，称为新生儿糖尿病，患病的小宝宝常常出生体重较轻、血糖高过 20mmol/L，常伴有酮症酸中毒。

新生儿糖尿病有两种，一种是暂时性的，也就是说过一个阶段这个糖尿病就会"悄悄"离开小宝宝；还有一种是永久性的，也就是要和小宝宝相伴终生。新生儿糖尿病发生后往往需要立即使用胰岛素治疗，多采用胰岛素泵皮下持续输注胰岛素治疗，血糖控制稳定后才可以考虑改用胰岛素笔皮下注射胰岛素。但也有一些新生儿糖尿病，使用胰岛素这个降糖"利器"并不能控制好血糖，这些小孩对磺脲类药物（如格列苯脲，又称优降糖）非常敏感，基本上可以不使用胰岛素。

帅帅诊断为新生儿糖尿病，开始给予胰岛素治疗，调来调去血糖就是忽高忽低，很不稳定，后来发现停用了胰岛素，单单使用了格列苯脲以后，每月仅几块钱的药物，帅帅的血糖反而控制得很好。年轻的父母眼中噙满了泪花，最终还是舒了口气，心存慰藉，虽然疾病无法治愈，但至少使用简单的药物就能使血糖控制稳定，基本上不会影响孩子的茁壮成长，孩子和父母的生活质量都得到了很大的改善，也算是不幸中的万幸吧。

小胖墩的烦恼事

孩子小的时候，做爸妈的总是担心孩子吃不饱，想方设法地让孩子多吃一点，感觉只有这样才能让孩子更好地茁壮成长。现如今，有条件了，孩子爱吃什么就买给他吃，有条件了就不能亏待了孩子。当前，炸薯条、汉堡、奶油、碳酸饮料等高糖、高脂食品是普遍受到孩子们青睐的美味；同时随着社会的进步，交通工具的便利，使得孩子们越来越懒于步行，上学放学都是车接车送，户外活动的时间大大减少；电视、电脑、手机等电子产品吸引了大批孩子长时间坐在桌前，埋头盯着手机屏幕；父母的过分呵护溺爱，也让孩子少有劳动锻炼的机会。渐渐地很多孩子个子没长多高，体重却着实增加了不少。

安安10岁了，就是在这样的家庭呵护下长成了小胖墩，看着很可爱。但是最近妈妈发现孩子老是喊口渴、频繁跑卫生间、吃得不少但是还总喊饿。带到医院一检查，安安遭遇了糖尿病这个"甜蜜"的杀手。看来是爸爸妈妈"爱"得太多，滋生出了这件烦恼事。

因此，在孩子的成长阶段不要被"孩子多吃一点，将来就更健壮一点"的思想所误导。家长要在日常生活中讲科学，注意调整孩子的饮食，引导孩子少吃高糖分或高脂肪的食物，多吃蔬菜、水果，这样既不会造成生长发育过程中营养的缺乏，又可达到控制脂肪增长、减少肥胖发生的目的。对于不爱动的孩子，家长应当身体力行，亲自带领孩子到户外进行锻炼，教育孩子少看电视、玩电脑、玩手机，鼓励参加家务劳动，以有效控制体重。另外，轻松愉快的家庭氛围可以使孩子拥有乐观向上的积极心态。那么，就从今天开始，请关注儿童和青少年糖尿病，真正地爱护未来花朵的健康，让糖尿病的预防从娃娃抓起，只要甜蜜不要病！

年轻发病危害大

成人糖尿病过去认为是老年人的专利，如今糖尿病也"瞄准"上了年轻人。最新资料显示，在亚洲每 5 个成人糖尿病患者当中就有 1 位年轻（年龄小于 40 岁）糖尿病患者，医学上也称为早发型糖尿病，也就是糖尿病发病年龄在 40 岁之前。于此相对的成人糖尿病被称之为晚发型糖尿病，也就是指糖尿病发病年龄在 40 岁以上。

年轻的早发型糖尿病患者，往往仗着自己"年轻力壮身体好"，不重视糖尿病的治疗，用药不规律，因此患有糖尿病没几年可能就会出现并发症，特别是咱们国人，由于人种的特殊性，容易发生心血管的并发症，如心肌梗死等，所以一些早发型的糖尿病患者在年轻时可能会出现灾难性的并发症，不少年轻人突发心肌梗死、猝死，糖尿病就是重大"嫌疑犯"。

对于年轻女性来说，如果得了糖尿病更要格外关注，如准备受孕，一定要做好孕前咨询和保健工作，避免对肚里的宝宝造成伤害，如果体重超重，应该考虑减轻体重，因为胖妈妈，会苦了宝宝的。

面对老年糖尿病

年龄大于 60 岁的糖尿病患者，就称为老年糖尿病，这里面包含 60 岁以前就得上了糖尿病和 60 岁以后患上糖尿病的患者。糖尿病是一个增龄性疾病，也就是说随着年龄增加，糖尿病的发生就越有可能，随着糖尿病患病时间的延长，糖尿病的并发症就越有可能出现。所以，老年糖尿病是糖尿病队伍的"主力军"，同时老年糖尿病治疗起来不像年轻人那么简单。

老年人往往患有糖尿病的同时，还合并糖尿病并发症和其他慢性疾病，身体状况在老化，好好"管教"糖尿病显得就更加的重要。随着年龄的增长，老年糖尿病患者活动能力下降，在运动锻炼上就需要量力而行，特别注意不要在运动中受伤或跌倒；老年人听力、视力、认知能力、自己管理自己的能力都会有所下降，正确按时服用药物存在一定困难，加之老年人多病于一身，吃得药物"一大把"，可能会经常遗漏服药、重复用药或是服错药物，有时可能需要家人的帮助，提醒或协助老人规律正确服药。

糖尿病降血糖不免会发生低血糖的问题。低血糖对老年患者危害极大，一次严重的低血糖就可能会完全抵消多年来和糖尿病"斗争"的战果，造成致命的伤害，因此在降血糖上，老人不能太和血糖"较真"，根据每个人的情况不同，制订适合自己的血糖控制目标，切记血糖不是越低越好，降糖治疗的前提是安全。

糖尿病，有一说一，有二说二

"大夫，听说糖尿病有一和二之分，我属于一还是属于二呢？"

"大夫，说我是2型糖尿病，这是为什么呢？2型是不是比1型糖尿病更严重呢？"

"大夫，是不是1型是小孩得的，2型是大人得的呢？1型必须要使用胰岛素，而2型不需要使用胰岛素，是这样的吗？"

糖尿病其实也是一个大家庭，话说这糖尿病家里有兄弟四人，脾气秉性大不相同，老大叫"1型糖尿病"，它其实不是父母所生，像"石猴"一样是从石头缝里蹦出来的；老二叫"2型糖尿病"，有点好吃懒做的性格；老三叫"特殊类型糖尿病"，总是喜欢跟在别人的屁股后面凑热闹、瞎起哄；老四叫"妊娠糖尿病"，是个"好色"之徒，就喜欢和怀孕的妈咪们黏在一起。这里我们先说说老大和老二，老三和老四咱们后面再说。

有一说一

嘉伟是一名三年级的小学生，人比较瘦，按妈妈的话说这孩子吃啥都胖不了。这一个星期嘉伟老喊累、想休息，父母也没太在意。这天上课的时候嘉伟突然出现恶心、呕吐，意识模糊，老师立即联系120，把嘉伟送到了医院，经过检查显示血糖31mmol/L，尿酮体4个加号，血液酸碱度呈现出明显的酸性，诊断了糖尿病酮症酸中毒，立即采取措施，总算是转危为安。

随后嘉伟住进了内分泌科病房，检查发现嘉伟的体内空腹和饭后的胰岛素水平都基本上为零，体内没有胰岛素分泌，胰岛素抗体（英文IAA）明显阳性，再结合嘉伟的其他特点，如父母没有糖尿病病史、体形比较瘦等，医生判定嘉伟的糖尿病是1型糖尿病，今后必须长期接受胰岛素治疗。

作为嘉伟的父母来说，心里难受，同时也很迷惑，"我们俩都没有糖尿病，咋会生出一个糖尿病的孩子？这1型糖尿病又到底是怎么一回事呢？"

一开始我们就说老大（1型糖尿病）不是父母亲生的，为什么这么说呢？因为据我们多年观察，父母中如果有一人患有1型糖尿病，他们的孩子很少或是基本不会得1型糖尿病；而1型糖尿病的孩子，其父母往往都没有糖尿病。由此得出1型糖尿病不是父母传递给孩子的，而是孩子的基因因为某种原因发生了"突变"，所以1型糖尿病的患者不能埋怨自己的父母哟。

在多种基因、多种因素的作用下，老大"出生"了。这里面的有些因素我们已经掌握，比如病毒感染（如腮腺炎病毒、风疹病毒、肝炎病毒等），这些在怀孕前后都会给准妈妈们做相关检查化验，可以尽量避免；有些因素我们尚不清楚，还有待进一步发现。总之，这些说得清和说不清的东西，使得身体里的"禁卫军"（免疫防御系统）蒙圈了，把身体内自己的兄弟误判成了敌人，自家人打起自家人，"禁卫军"战斗力那是没得说，胰岛素刚刚从胰腺里的胰岛跑出来，就被直接扼杀，有些"禁卫军"战士还会冲进胰腺里，把胰岛素的发源地——胰岛毁于一旦，把能够降血糖的胰岛素"杀"得是片甲不留，连"根据地"胰岛都一锅端了。

因此 1 型糖尿病患者的体内往往胰岛素水平很低，甚至测不出来。胰岛素抗体、谷氨酸脱羧酶抗体、酪氨酸磷酸酶自身抗体，这些都是"杀害"胰岛素和"破坏"胰岛的"禁卫军"成员，在 1 型糖尿病患者的体内常常能够看见它们的身影，可以把它们检测出来。

身体免疫防御系统误判、误伤的发生往往在很小年龄就开始出现，因此老大，1 型糖尿病往往喜欢就"欺负"小孩，但 1 型糖尿病并不是小孩的专利，有些成年人也是可以有的，但是比较少见，医生在给成年人下诊断的时候往往会比较慎重。

1 型糖尿病患者往往父母没有糖尿病，体形偏瘦，糖尿病来得很突然也有很猛烈，常常是因为出现了糖尿病的急性并发症——糖尿病酮症酸中毒，才发现自己患上了糖尿病。由于体内胰岛素存货基本是零，关键还有胰岛素的发源地、根据地（胰岛）也被破坏了，就算是再想办法、付出再大的努力，身体内也造不出这个降血糖的法宝——胰岛素，自给自足显然是不可能了，只能依靠从身体外"进口"胰岛素了，因此 1 型糖尿病的治疗，必须使用胰岛素治疗，而且是终身使用。

有二说二

　　说完了老大，咱们再说说老二。老二应该是父母亲生的，据我们观察，父母如果有2型糖尿病，孩子往往也容易发生2型糖尿病。父母把2型"糖尿病"的接力棒传给了后代，如果后代平时生活不注意，生活方式不健康，很有可能这个糖尿病的"接力棒"就会在后代的身上慢慢地"生根、发芽、开花"。

　　为什么说老二有点好吃懒做的性格呢？因为老二比较喜欢的"主子"往往都是管不好嘴、迈不开腿的主。2型糖尿病患者常常家里人有患糖尿病的病史，多数体形都偏胖，也有少数体形消瘦，常常还伴有血压、血脂、尿酸等方面的问题。2型糖尿病常常"寄居"在成年人身上，但是随着肥胖问题的日益加重，肥胖的儿童和青少年也可能与2型糖尿病牵手、相伴到老。

　　老二（2型糖尿病）不同于老大（1型糖尿病）的急性子，老二则是有条不紊地，偷偷地、暗地里壮大自己，待自己站稳脚跟，有了一席之地后，才会开始"闹事"，所以很多 2 型糖尿病患者最初常常是什么症状也没有，待知道自己得了糖尿病的时候或多或少地都出现了不同程度的并发症。

2 型糖尿病由于体内的胰岛素也和"主子"一样，好吃懒做不好好降血糖，一个人干一个人的活不行，那我两个人或是三个人干一个人的活总可以了吧，于是害得胰腺里的胰岛就得拼命地制造出更多的胰岛素来，因此在 2 型糖尿病刚开始的时候，患者体内胰岛素并不少，甚至还比正常人多呢，所以 2 型糖尿病刚开始的时候主要是要想办法尽可能地号召体内的胰岛素把降血糖当做己任，振作精神、努力工作，最有号召力的就是少吃多动，减轻体重，同时还可以使用一些口服药物来帮忙。

2 型糖尿病患者体内往往没有破坏胰岛素和胰岛的"禁卫军"成员，因此在血里也就检测不出胰岛素抗体、谷氨酸脱羧酶抗体、酪氨酸磷酸酶自身抗体。胰岛一直拼命地工作，早晚会"体力透支"，总有一天会累趴下的，如果真的累趴下了，那产生的胰岛素就会越来越少，于是单凭口服药就可能不行了，这时就需要来点实惠的，那就是也从外边"进口"些胰岛素，以缓解体内胰岛素的生产不足，所以 2 型糖尿病到了后期，也有不少人在吃口服药物的同时，还需要注射胰岛素。这里请注意，2 型糖尿病即便是开始使用了胰岛素，也不建议停用口服降糖药物，除非有肝肾功损害，不能使用口服药物的情况下除外。

糖尿病，祸起萧墙

糖尿病家里的老三，叫"特殊类型糖尿病"，说它特殊，是因为它这个"人"胆子小，不敢一个人出来"走江湖"，常常喜欢跟在别人的屁股后面瞎捣乱、挑是非。下面将要说的事，是最近发生的一个真实的故事……

反复住院的原因竟然是"它"

刘涛是一个五大三粗的"壮"小伙，心宽体胖，平常最大的爱好就是喜欢吃，同事们都戏称他是一个相当称职的"吃货"。可是最近这半年，小伙子心宽不起来了，在短短的6个月，已经三进三出医院的大门了，受了不少折磨。今天凌晨又感到肚子剧痛，难以忍受，还出现了恶心、呕吐，不舒服的症状和前三次的情况一模一样，看来又得进医院的大门了。急诊验了血和尿、做了 CT，诊断毫无悬念，和前三次一样，急性胰腺炎！

刘涛心里是恨透了这个胰腺炎，这胰腺炎为啥一而再、再而三地频繁光顾，弄得自己痛不欲生呢？更可气的是，这次胰腺炎的第四次光顾，还有些得寸进尺，不仅自己不约而至，还带来了一个"小混混"，糖尿病家里的老三。说到这大家是不是感觉这哪跟哪呀，它们之间怎么会有联系呢？别着急，往下接着看。

胰腺是我们人体很重要的器官，工作主要是负责食物的消化工作。吃饭的时候，胰腺会分泌大量的液体，里面还有很多脂肪酶、蛋白酶、淀粉酶，分别帮助人体消化脂肪、蛋白、碳水化合物这三大必须营养物质。刘涛一直有重度的高血脂，特别是血中的甘油三酯（血脂的一种）严重超标，正常应该是在 1.7mmol/L 以内，而刘涛的甘油三酯很少低过 5mmol/L，常常都在 10mmol/L 上下。胰腺分泌的脂肪酶工作很认真的，见到血管内这么高浓度的甘油三酯，不管三七二十一，大干起来，这也可以说是好心没办好事，脂肪酶"消化"这高浓度的甘油三酯时，会产生出一些"毒性物质"（医学上称为游离脂肪酸），直接对胰腺产生毒性损害，导致胰腺炎。

血液里高浓度的甘油三酯还会使血液变得黏稠，流动缓慢，血液运送"氧"料的能力大大下降，容易造成胰腺"呼吸困难"缺氧；如果已经有动脉粥样硬化，血管狭窄，高浓度的甘油三酯和小的血栓很容易将血管堵住，从而使胰腺缺血、坏死。

说了这么多，大家应该明白了吧，高血脂是引发急性胰腺炎的"真凶"，如果刘涛这次痊愈出院后，再不吸取教训，仍然不采取行动降降血脂，那他过不了多久可能还要进医院。

胰腺炎的小跟班竟然是"它"

刘涛这次住院，病情比以前有所不同，除了甘油三酯高、胰腺炎外，还来了一个"小跟班"，那就是高血糖，血糖 32mmol/L，尿酮体 4 个加号，看来这个小跟班还是不能小觑的，初次见面就以"糖尿病急性并发症——糖尿病酮症酸中毒"的"面孔"登场。情况紧急，先别说为什么，先治疗吧。经过 1 周左右的奋斗，刘涛的病情趋于稳定，这回有时间查查为什么了。

经检查发现刘涛身体里自己产生的胰岛素严重不足，由此导致了血糖的增高。原来这反复发作的胰腺炎，脂肪酶对胰腺造成了"重创"。

俗话说，城门失火，殃及池鱼，胰腺受损，胰腺里生产胰岛素的胰岛也受到了牵连和迫害，不能像以往那样根据身体的需要生产充足的胰岛素了，于是胰岛素没了，血糖就高了，糖尿病家里的老三——"特殊类型糖尿病"，就跟着来了。刘涛的糖尿病因胰腺炎，使得身体内的胰岛素不足而引发的糖尿病，就属于特殊类型糖尿病。刘涛的糖尿病继发于胰腺炎，也可以称为继发性糖尿病。胰腺其他的病变，比如胰腺损伤、胰腺切除、胰腺肿瘤等一些胰腺的疾病，都有可能会引出"糖老三"。

糖老三的领路人竟然是"它"

糖尿病家里的老三，除了会让胰腺病变作为自己的"领路人"外，还会让其他"人"带着"行走"江湖。

脑袋里搞怪：有些人面相长着长着就开始发生了变化，鼻子越来越大、嘴唇越来越厚；手指变得粗大，拿个小东西都显得困难；原来的鞋子变得挤脚了；脖子每天感觉都有冒不完的油，弄得衬衣领子每天都有是油乎乎的。出现这种情况，需要高度怀疑"肢端肥大症"，这个病就是因为脑袋里的脑垂体释放的生长激素太多了，生长激素可以压制胰岛素的工作，也可以引来"糖家老三"，如果能够采用手术或是其他的办法将脑垂体释放生长激素的那块"地"去除掉，"糖家老三"也就会悄悄地离开了。

肾上腺发威：两个肾脏上方各有一个"月牙泉"，医学上的称为叫做肾上腺，随着日出日落，"月牙泉"孜孜不断地流淌着泉水，浇灌着身体，使得生命有条不紊、昼夜有序地繁衍生长。"泉水"里有很多东西都是恰到好处，多一点太过，少一点则太缺。但是肾上腺上如果长了东西，医学上称为肾上腺瘤，这时"月牙泉"的泉水可能就会泛滥，稳定的节奏就会完全被打乱，也有可能会吸引"糖家老三"的光临。

药物的毒性：是药三分毒，药物用好了给我们带来的好处远远要大于药物本身的毒性，因此有些药还是要用的，我们受用了药物的好处，就要接纳它的缺憾。糖皮质激素的使用改变了很多风湿患者的生活，欢乐又重新回到了他们的脸上，但是糖皮质激素，你看它的名字就和糖尿病沾亲带故，因此糖皮质激素使用后很容易把它家的亲戚

"糖家老三"也一起带来。还有一些药物，比如说抗抑郁、抗焦虑等药物也会引起血糖的问题，但这些药物平时使用较少，也就不在此多说。

基因变摩的：糖家老大和老二常常是身体多个基因突变，以及不良的生活方式等因素导致。特殊类型的糖尿病这个"糖家老三"，之所以特殊，是因为只要一个基因突变就会发生糖尿病，所以又称为单基因糖尿病，摩的（英文MODY）是最常见的单基因糖尿病，这类特殊糖尿病的"主家"，往往发病年龄比较小，家族里好几代都有糖尿病病史。摩的（MODY）可以通过基因检测的方法来识别和进一步细分为 MODY1，2，3……这个细分对糖尿病的治疗很有帮助，比如 MODY1 和 MODY3 吃二甲双胍降不了血糖，吃磺脲类（如格列苯脲、格列吡嗪、格列美脲等）就效果非常好；MODY2 常常是家里人不少都有糖尿病，这类糖尿病只要通过饮食和运动就可以控制好血糖，不需药物治疗，很少发生并发症，预后比较好；MODY5 的患者往往比较有标志，就是 B 超检查会发现有肝脏和肾脏多发的囊肿。所以，特殊类型糖尿病里还有一个单基因糖尿病，这个你应该知道。

准妈妈的另一种"甜蜜"

　　说过了糖家老大、老二和老三，接下来就该说说老四了。糖家老四大家已经知道了，叫"妊娠糖尿病"，是个"好色"之徒，就喜欢和怀孕的妈咪们黏在一起。初孕的惊喜之后，准妈妈的生活就算正式开始了。从小宝宝的孕育到降生，准妈妈们每天都可谓是"步步精心"，倾其所爱，哺育着这颗未知的"小苗"，自己受点苦、受点累都没关系，生怕一不小心伤害到了肚中的那个小小的宝宝。准妈妈们就是这样，每天都用自己的方式体会着小宝宝的变化，和小家伙进行着互动交流，这种充满了呵护、期盼、新奇的日子，那肯定是甜蜜的没法说了。但是在这十月怀胎的日子里，准妈妈们却有可能会碰到另一种不期而遇的"甜蜜"。

"糖筛"筛出另一种"甜蜜"

这一天对于王女士来说是最特别的一天，因为医生告诉王女士要做妈妈了，这让三十出头的王女士无比激动。现在生活条件好了，可不能让自己的宝宝受委屈，宝宝成长要营养，不能让宝宝还没出生就落在了人家的后面，所以这个时候王女士也要勇于"牺牲"自己的身材，为了宝宝也要多吃点、吃好点。随着宝宝一天天的长大，这活动起来也越发不方便了，万一有个闪失这可不得了，干脆还是少活动为妙。

这吃的"好"、动的又少，王女士变得是"膀大腰圆"。虽然王女士怀孕前的各项指标都符合标准，但是在怀孕16周的时候，医生还是建议王女士做个"糖筛"。

"糖筛"的全名叫妊娠期糖尿病筛查，顾名思义就是查查咱们每个准妈妈的血糖是不是正常，有没有超标，有没有妊娠糖尿病的可能，如果血糖超标了，就会对母子造成不同程度的伤害，需要及时进行调理和治疗。

为了确保"母子平安"，所有的准妈妈在怀孕第24～28周之间都应该进行"糖筛"检查。但是，对于高龄、超重、肥胖、怀孕期间体重增长过快、怀孕期间有血糖不正常的情况，怀孕期间发现羊水过多、巨大儿、胎儿畸形，以前有过不明原因的流产、早产、死胎、巨大儿的情况，有糖尿病家族史的孕妇（有这些情况的准妈妈又被称为高危孕妇，因为这些准妈妈患上妊娠糖尿病的可能极大），更是不得不筛，而且筛查还应该尽早，应提早至怀孕第16周进行检测。所以当医生对准妈妈说需要做"糖筛"的时候，请你不要说"不"。

"糖筛"的具体方法是这样的：早晨空腹（不吃早饭的情况下），喝下含75克无水葡萄糖的糖水（这个每家医院都有包装好的糖粉，由医生开处方，在药房取出，将其融在300~500毫升的水中），5分钟内喝完，从喝第一口糖水开始看表计时间，分别于喝糖水之前、喝糖水之后1小时和2小时抽血化验血糖，这2小时之间不能吃东西，可以饮水，要注意休息，不能剧烈运动。

最新的妊娠糖尿病诊断标准为：空腹血糖值≥5.1mmol/L，口服75克葡萄糖水后1小时血糖≥10.0mmol/L，2小时血糖≥8.5mmol/L，3个时间点中任意一项血糖值超过标准，就可诊断为妊娠糖尿病。

"平心"对待另一种"甜蜜"

没想到这一"筛",还真筛出了问题。王妈妈的空腹血糖 5.6mmol/L，1 小时血糖 9.8mmol/L，2 小时血糖 9.2mmol/L，其中空腹及 2 小时的血糖值都超过了标准，这下就和"糖家老四"拉上了关系，戴上了妊娠糖尿病的"帽子"。王妈妈心里"咯噔"了，自己是三十好几的准妈妈了，从怀孕那天起，全家上下齐动员，一步步走来，真是有些不容易，生怕有个闪失，可是今天还是出了"问题"，心里真是紧张又忐忑。

如今这妊娠糖尿病也算是一个"时尚"病，在产科门诊可以遇见很多妊娠糖尿病的准妈妈，是比较常见的，大概每六位准妈妈就会有一位会碰到这种不期而遇的"甜蜜"。准妈妈们在全家关爱、特殊优待下，为了下一代，"好"吃"好"喝的"全方位"补充营养，导致高脂、高糖、高油、高热量等不正确的饮食，再加上"车出车入"，不活动，使得妊娠糖尿病找上门来。

被诊断妊娠糖尿病的准妈妈们不需要过分担心，这一点十分重要。应该放下思想包袱，你们的平常心、放宽心才能使得宝宝舒心、安心地健康成长。因为现代医学的发展，尤其是胰岛素治疗效果的不断进步，血糖控制不理想的准妈妈极少，特别是大多数糖妈妈的情况并不是很严重，如果通过医生的指导、自己的学习、合理的饮食搭配、适当的运动，绝大多数的糖妈妈都可以保持稳定的血糖水平，不会让胎儿发生不好的结果，所以妊娠糖尿病诊断后大可不必惊慌，或许只是给您的饮食和生活习惯提个醒。

"吃动"战胜另一种"甜蜜"

王妈妈听了医生的解释以及对疾病的讲解，回家后自己也学习了妊娠糖尿病相关的知识，认识到只要及时控制好血糖，一样可以拥有健康的宝宝，一样可以拥有真正的甜蜜。

王妈妈想"既来之、则安之"，这个孩子不管如何都是要生下来的，紧张担心也是过一天，不如放松宽心地过一天，积极面对这个不期而遇的"甜蜜"，自己一定能够战胜它。王妈妈和准爸爸一起买了血糖仪，定期地测量血糖，在医生的指导下，合理地吃、合理地动，血糖还就真的降下来了，符合了宝宝健康成长的要求。

合理地吃，并不意味着少吃或不吃。一些准妈妈担心血糖升高，就减少饭量，甚或以不吃饭来控制血糖，这是不明智的。准妈妈的饭量的多少是根据怀孕期间的体重变化情况来进行调整。怀孕早期体重增加不明显。从怀孕中后期开始，体重增加较快，肥胖者每周增重以 0.3 千克为宜，消瘦者为 0.5 千克，体重正常者为 0.4 千克。孕期的总体重比孕前增加 9～12.5 千克为宜。为确保母体的健康及胎儿的正常生长发育，准妈妈在孕期必须经常注意测量自己的体重。体重的检测与血糖的检测同样重要。体重增长过快应适当减少食量，反之体重增长缓慢应适当增加食量，当然这些最好在医生的指导下进行。食物的种类应更丰富多样、更富于营养，仍以"大众菜、大众饭"为主，没必要给以过多的滋补汤或保健品，除非有医生的建议。进餐应该定时定量，少量多餐，在早、中、晚三正餐之外，增加两次点心餐，点心餐一般在两餐之间较为合适，以清淡有营养的点心为宜，如不含蔗糖的孕妇奶粉，少量花生、杏仁等坚果，在血糖控制理想情况下，也可适量食用含糖量较低的水果，如西柚、青苹果等。

　　合理地动，可以降低血糖，同时还有益于准妈妈的身心健康和胎儿的生长发育，还有利于自然分娩。散步是最适合准妈妈们的运动方式，可以稍微走得快一些，走得微微冒汗即可，不要大汗淋漓，更不要跑。运动时间最好是在餐后，吃完饭半小时或一小时之后出去走一走。

合理地吃和合理地动，准妈妈的血糖需要达到这样的标准：空腹、餐前、睡前血糖 3.3 ~ 5.3mmol/L，饭后 1 小时小于或等于 7.8mmol/L，饭后 2 小时血糖小于或等于 6.7mmol/L。如果通过"吃动"不能达到上面的要求，就要使用胰岛素治疗，该用就要用，这是为了孩子的健康，不要拒绝胰岛素。

特别需要提醒的是，为了过度节食是不可取的，不仅母亲营养不足，还会导致胎儿的发育受阻，如果节食过于严格，还有引发酮症的可能，这对宝宝的健康就越发不利。此外，从某种意义上讲，低血糖比高血糖对母子危害更大。因此，将血糖控制在要求范围内即可，不要追求越低越好，积极防范低血糖的发生，对准妈妈以及宝宝的健康与安全极其重要。

妈妈升级还要防患"甜蜜"升级

王妈妈，通过和家人的一起"战斗"，虽然比正常的准妈妈更辛苦，更多的忍耐，但最终的结果是有惊无险，生出了一个漂亮、健康的宝宝，自己也由准妈妈完美升级为了妈妈。但是医生告诉王妈妈，这个特殊的"甜蜜"之战还没有结束，产后还必须定期来医院复查，及时发现问题，保卫自己真正甜蜜生活。

这是因为有妊娠糖尿病经历的妈妈们日后发生糖尿病的可能性较大。我们都知道糖尿病需要尽早治疗，以免过早发生糖尿病的相关并发症，从而影响了我们的甜蜜生活。所以有妊娠糖尿病经历的妈妈们，虽然宝宝出生后自己的血糖大多都恢复正常了，但还是应该在产后第 6 周重新做 75 克糖水的糖尿病筛查，如果血糖正常则今后每隔 3 年筛查 1 次，做到糖尿病的早发现、早治疗。

简而言之

现在家庭都是"一切为了孩子"，作为准妈妈和准爸爸们要是真的想不让孩子输在"起跑线"上，那就一定要多看看书，多学习，多获取一些健康科普知识，纠正一些错误的、老的育儿观念。在防治妊娠糖尿病方面，要科学搭配营养，适当合理做些孕期活动，再就是普通的准妈妈在怀孕第 24～28 周进行妊娠糖尿病的筛查，对于上面提到的高危孕妇，可以更早，如在怀孕第 16 周就做妊娠糖尿病的筛查。这样才能真正做到早防早治，防患未然。即便成为了"糖妈妈"，也不必过分担惊受怕，有付出就有回报，只要我们勇敢面对、全家齐动员，就会生出健康可爱的小宝宝，一路走来，您一定会为自己的努力、辛劳、毅力而感到骄傲。

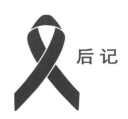 **后 记**

　　说是后记，其实，作为一名内分泌科大夫的我，这些话，早就想写一写了。

　　每天，除了吃喝拉撒睡以外，接触最多的就是糖尿病了，很多人戏称我的工作好，生意兴隆，不会失业，但每每听到这些调侃话，出于礼貌，脸上虽然回以机械的一笑，心里却是感到一阵阵的苦涩。每日虽妄不敢言加倍努力，但却也是一刻不感懈怠，即便是这样，糖尿病仍然势头未减，依旧气焰嚣张，关键的症结就在于我们广大糖友们的"降糖真经"远远达不到真正能够让糖尿病"俯首称臣"的段位。

　　相识的很多糖友，无知无畏，君不知糖尿病这个"劫匪"不劫财、不劫色，它要的是健康、要的是性命，君若晓不得这里面的门道，要么大大咧咧，不闻不问，待到真丢了健康，甚至丢了性命，留下的就只有一声叹息；君或鲁莽上阵，恰似鸡蛋碰石头，侥幸躲得了明枪，但却难防住暗箭，糖友的结局总是杀敌不成功，反倒自己遍体鳞伤。糖友们，看来不学"武功"是不行的，遂吃一堑长一智，开始寻找"武林降糖秘籍"，花费几千甚至上万的银两，屡屡尝试下来总是不灵验，原来这些都是童话里用来骗人的，完全就是个收人钱财不替人消灾的大骗局。痛定思痛，看来还是要找个靠谱的，找个高人指点迷津，正规医院的"白袍"法师是首选，但是你一去就晓得了，"白袍"要照顾的弟子多得数也数不清，帮了这个帮那个，一上午下来连个喝口水、撒泡尿的功夫都没有，想指望"白袍"形影不离地陪着你、帮你打"糖怪"，显然是不可能的了，所以"白袍"在你糖尿病危难之际或可伸出援手保你一时，但却不能时时刻刻保你一世。

糖友们一路走来，经历过风雨后，总算是

看明白了，靠天、靠地，不如靠自己，在这场关乎健康和性命的战争中，唯有不断修炼，提升自己的功力，才能不被糖尿病这个"劫匪"一次次欺凌，才能把糖尿病打得再无凶焰，而自己顶多也就是伤及皮毛而已。看来这才是最靠谱的正道，那就开始修炼吧，修炼或需要高人点拨，但更需要自我修炼自学成才。怎么学？学什么？学习的内容和方法尤为重要。接下来的任务就是要找到好的教程。教程首先要有趣，有趣才能让人想读下去，兴趣引发动力；其次要有料，有料才值得让人研读，学习就有收获。

和糖友相识多年，感受到了糖友们的迷茫无助，感觉到糖友们的误入歧途，看到糖友们伤得那么深，我的心里很着急，一直就攒着一股劲，下定决心，一定要写一本有趣、有料的"武林降糖心经"帮助大家修炼成"武林高手"，提升大家的段位，一定要把糖尿病打倒在地，还要打得他满地找牙才行，唯有这样才能解了多年来的怨气。

真诚地想说，是广大糖友们给了我写作的灵感和动力，支撑着我，让我带着对糖尿病咬牙切齿的恨，写完了这关于糖尿病的 59 个不该只有医生知道的故事，这些故事你似曾相识，会感到很亲切；你又觉陌生，却感到很新奇。相信你会在不知不觉中一气呵成地读完这 59 个故事，定会受益匪浅，回味无穷。

感谢家庭医生杂志社谢寒芳编辑，虽然未曾谋面，也记不清多少次的邮件往复，反复切磋中大大提升了写作功力，尽可能地让笔下的文字有趣亦有料；还要感谢我的可敬可爱的同事，新疆军区总医院内分泌科的兄弟姐妹们，是他们加倍地努力工作，为我分担了繁重的医疗工作，才能让我有了更多闲静的时光，沉下心来思考，静下心来码字；最后我还要向我的爱人和女儿，说一声抱歉，在写书的这段日子里，我变了心，"爱"上了电脑，家里因此少了不少欢乐的时光。

希望通过手中的书，糖友们能知道平时医生可能没时间告诉你们的，那些不该只有医生知道的健康密码；希望通过书中的故事，糖友们能悟到防病治病原来也是这么有趣易行，读读小小的故事就可以收获大大的健康，祝糖友们早日修炼成为"武林高手"，不再忍受糖尿病的"窝囊气"。

28检